Tristan Nolting

COVID-19 aus biopsychosozialer Perspektive

Tristan Nolting

COVID-19 aus biopsychosozialer Perspektive

Eine Analyse der Pandemie in Deutschland

Tectum Verlag

Tristan Nolting
COVID-19 aus biopsychosozialer Perspektive
Eine Analyse der Pandemie in Deutschland

ISBN 978-3-8288-4769-9
ePDF 978-3-8288-7875-4

DOI: https://doi.org/10.5771/9783828878754

Onlineversion
Tectum eLibrary

Umschlag: Tectum Verlag, unter Verwendung der Abbildung
#1915549453 von seno raharjo | www.shutterstock.com

Gesamtverantwortung für Druck und Herstellung
bei der Nomos Verlagsgesellschaft mbH & Co. KG

Printed in Germany

Besuchen Sie uns im Internet
www.tectum-verlag.de

Bibliografische Informationen der Deutschen Nationalbibliothek
Die Deutsche Nationalbibliothek verzeichnet diese Publikation in der Deutschen Nationalbibliografie; detaillierte bibliografische Angaben sind im Internet über http://dnb.d-nb.de abrufbar.

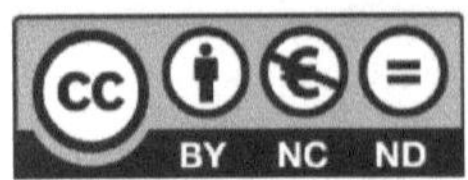

Für meine Eltern
Kerstin und Torsten Nolting

Danksagung

Ich möchte mich vielmals bei allen Menschen bedanken, die mich beim Schreiben unterstützt haben. Dazu gehörten insbesondere die emotionale Unterstützung und kreative Anregung, die ich durch meine Freundin Celine Thiemann erhalten habe. Weiterhin möchte ich mich für die Impulse und das offene Ohr bei meiner Familie und meinen Freunden bedanken. Auch bei Prof. Dr. Egger möchte ich mich herzlich für das Geleitwort bedanken. Letztlich möchte ich mich auch beim Academic Institute for Higher Education (AIHE), der London Metropolitan University (LMU) und meinen Prüfern bedanken, die mir die Bearbeitung dieses Themas ermöglicht haben. Die vorliegende Arbeit ist aus meinem Interesse an den verschiedenen Positionen zum Thema COVID-19-Pandemie entstanden und soll dazu beitragen, die bisherige wissenschaftliche Perspektive aufzuarbeiten und zu ergänzen. Es ist nicht leicht ein Thema wissenschaftlich zu untersuchen, welches politisch und gesellschaftlich umstritten ist. Umso wichtiger ist es aber, dass neue Ansätze gefunden werden. Inwiefern mir das gelungen ist, beurteilen andere. Ich konnte jedenfalls eine Menge über dieses Thema lernen und dafür bin ich sehr dankbar.

Inhalt

Abbildungsverzeichnis

Tabellenverzeichnis

Abkürzungsverzeichnis

VOC	Besorgniserregende Virusvarianten
BPM	Bipsychosoziale Medizin
BPSK	Bipsychosoziales Krankheitsmodell
COVID-19	Corona-Virus-Disease-2019
EbM	Deutsches Netzwerk Evidenzbasierte Medizin e. V.
MNS	Mund-Nasen-Schutz
NPIs	Non-pharmakologische Interventionen
PIs	Pharmakologische Interventionen
RKI	Robert-Koch-Institut
SARS-CoV-2	Severe acute respiratory syndrome coronavirus type 2
WHO	Weltgesundheitsorganisation

Geleitwort

Die vorliegende Arbeit von Tristan Nolting greift ein hochaktuelles Thema auf. Sie zeigt anhand einer umfangreichen Literaturrecherche die großen Anstrengungen aber zugleich auch die – biomedizinisch bedingte – Engstellung der gegenwärtigen empirischen Forschung zur Covid19-Thematik. Damit verknüpft ergibt sich eine Vernachlässigung von wichtigen Ressourcen der Krankheitsbekämpfung.

Der Autor kritisiert zu Recht die geringe Berücksichtigung einer erweiterten Perspektive auf die Ätiopathogenese der Erkrankung - eine Perspektive, die auf der Grundlage des bio-psycho-sozialen Modells der Humanmedizin (einer zeitgemäßen wissenschaftlichen Arbeitsgrundlage für eine umfassendere diagnostische und therapeutische Herangehensweise) nicht nur möglich, sondern auch dringend notwendig erscheint. Diese wissenschaftlich begründete ganzheitliche Sichtweise auf das Phänomen Krankheit meint jedoch nicht die summative Aneinanderreihung der körperlichen, psychischen, sozialen und umweltbezogenen Einflussgrößen bei der Entstehung, dem Verlauf, der Behandlung oder Vorbeugung einer Krankheit. Vielmehr gründet sich diese systemtheoretisch fundierte Konzeption auf der Erkenntnis, dass alles, was zur Aufrechterhaltung der Gesundheit oder zur Entwicklung von Krankheit erkennbar beiträgt, in einem mehr oder minder komplexen Prozess abläuft, in welchem die unterschiedlichen Wirkfaktoren parallel vernetzt sind – sich also in einer gemeinsamen, nicht trennbaren Wirklichkeit abspielen. Die inzwischen bekannten organismischen Wechselwirkungen zwischen Zentralnervensystem, Vegetativum, Endokrinem System und Immunsystem belegen die Richtigkeit dieses Modells.

Es ist dem Autor gelungen, einige wichtige Erkenntnisse aus seiner Literaturrecherche für den medizinischen bzw. gesundheitspolitischen Umgang mit Covid19 zu destillieren. Durch die Vernachlässigung von psycho-sozialen und öko-kulturellen Wirkfaktoren in der Krankheitsentstehung und Behandlung läuft die Medizin Gefahr, zu einer Reparatur- oder Ingenieursmedizin zu werden, die den Menschen primär als Maschinenmodell begreift und v. a. das individuelle wie kollektive Gesundheits- bzw. Krankheitsverhalten der Menschen nicht oder nicht ausreichend ins Kalkül zieht. Zwar nimmt die Komplexität des ätiopathogenetischen Modells einer Erkrankung durch die Integration der beteiligten Dimensionen und deren Wirkfaktoren deutlich zu. Aber damit gewinnt die Wissenschaft auch wesentlich mehr Angriffspunkte zur Eindämmung der Krankheit auf individueller wie kollektiver Ebene.

Es ist unbestritten, dass dies eine gewaltige intellektuelle wie praktische Herausforderung bedeutet, in der die anfallenden Erkenntnisse zu jedem Krankheitsphänomen nicht nur zusammengetragen, sondern auch in hypothetische Modelle integriert und weiterentwickelt werden müssen. Aber alles andere bliebe Stückwerk und würde der Natur der meisten Krankheitsprozesse nicht gerecht werden. Wir sehen uns gleichzeitig auch mit Herausforderungen in der Ärzteausbildung, der Anwendung in der Patientenbehandlung, aber auch in der Vermittlung eines komplexeren Krankheitsverständnisses für die Bevölkerung konfrontiert. Hier gilt es klar zu machen, dass man Gesundheit nicht hat, sondern dass diese in jedem Moment des Lebens und daher fortwährend aufs Neue herzustellen ist. Besonderes Augenmerk gilt der „sprechenden Medizin“, d. h. der Arzt-Patient-Kommunikation, die in der bio-psycho-sozialen Medizin als therapeutisches Werkzeug einen zentralen Stellenwert besitzt.

Univ.-Prof. Dr. Josef W. Egger,
em. Professor und Inhaber des Lehrstuhls
für Biopsychosoziale Medizin
an der Medizinischen Universität Graz

1. Abstract

Die durch den Erreger SARS-CoV-2 ausgelöste COVID-19-Pandemie wird trotz neuer medizintheoretischer Erkenntnisse stets aus der Perspektive der Biomedizin bzw. des pathogenetischen Modells von Krankheit beurteilt. Die vorliegende Masterarbeit erläutert den Nutzen des biopsychosozialen Modells nach Engel (1977) als notwendige Erweiterung der Biomedizin zur Überwindung der COVID-19-Pandemie in Deutschland. Durch eine Suchstrategie nach den Kriterien der Cochrane Deutschland Stiftung und der wissenschaftstheoretischen Methode des Falsifikationismus nach Karl Popper sollen entsprechende Studien zur COVID-19-Pandemie in Deutschland ausgewertet und der aktuelle Wissensstand aufgezeigt werden. Zusammenfassend kann konstatiert werden, dass die autoregulativen Eigenschaften des Menschen durch das Immunsystem und andere Körpersysteme präventiv vor COVID-19 schützen. Die COVID-19-Pandemie ist primär durch Immunschwächen aufgrund von Alterung oder Komorbiditäten zu erklären. NPIs können die Anzahl an Infektionen verzögern, diese aber nicht verhindern. Der Effekt vieler Maßnahmen (Lockdown, Nationale Teststrategie, MNS) muss dringend aufgearbeitet werden, um eine Nutzen-Schaden-Abwägung potentieller Kollateralschäden gegenüber dem Infektions- und Erkrankungsrisiko zu gewährleisten. Die Risikokommunikation über SARS-CoV-2 ist verbesserungswürdig, da Modellrechnungen über exponentielles Wachstum und die Überlastung des Gesundheitssystems sowie Berechnungen über die Letalität des Erregers bisher unzureichend waren. Zudem können durch die zunehmende epidemiologische und virologische Abstraktion der COVID-19-Pandemie andere ebenso wichtige Bereiche vernachlässigt oder durch die Risikokommunikation sogar beeinträchtigt werden. Im Sinne des biopsychosozialen Krankheitsmodells ist die Gleichberechtigung der drei verschiedenen Bereiche des Menschen (Soziales, Psychologie, Biologie) unbedingt in dieser und zukünftigen Pandemien zu fokussieren.

2. Exposé

Die COVID-19-Pandemie gilt bereits nach eineinhalb Jahren als bedeutendste Pandemie des 21. Jahrhunderts und hat sich seit Beginn im Jahr 2020 zu einer internationalen, gesellschaftlichen, politischen und wirtschaftlichen Krise entwickelt. Die Ursache für die Pandemie liegt an der Verbreitung von Severe acute respiratory syndrome coronavirus type 2 (SARS-CoV-2), welches sich aufgrund noch ungeklärter Ursachen im Jahr 2019 in China auf den Menschen übertragen und die Lungenkrankheit COVID-19 (Corona-Virus-Disease-2019) ausgelöst hat (Lundstrom et al., 2020). Die folgende Beschreibung soll einleitend die Anfänge, Entwicklung und Dringlichkeit der COVID-19-Pandemie skizzieren, mit besonderem Fokus auf den Maßnahmen, die in Deutschland bezüglich der Eindämmung von SARS-CoV-2 veranlasst wurden. Die Weltgesundheitsorganisation (WHO) wurde erstmals am 31. Dezember 2019 über diese neuartige Infektionskrankheit mit unbekannter Herkunft informiert. Am 7. Januar 2020 identifizierten die chinesischen Behörden den Erreger vorläufig als *„2019-nCoV“* (Weltgesundheitsorganisation, 2020). Am 30. Januar 2020 erklärte die WHO aufgrund der vermehrten Verbreitung von SARS-CoV-2 den Status eines weltweiten gesundheitlichen Notfalls. Das Robert Koch-Institut (RKI), die nationale Gesundheitsbehörde für Infektionserkrankungen in Deutschland, nahm bis zum 17. März 2020 ein geringeres Risiko für die Bevölkerung an, um sich mit SARS-CoV-2 zu infizieren bzw. an COVID-19 zu erkranken, danach aktualisierte die Behörde die Einschätzung auf mittel bis hoch. Während das Gesundheitsministerium am 14. März 2020 noch über die sozialen Medien kommunizierte, dass sich Fake News bezüglich der bundesweiten Anordnung zur Beschränkung des öffentlichen Lebens verbreiten würden, folgte am 23. März 2020 der erste Lockdown zur Beschränkung des öffentlichen Lebens in Deutschland, mit dem Ziel die Infektionen zu senken und mögliche Prognosen von 250.000 bis 730.000 Toten und eine Überlastung des Gesundheitssystems zu vermeiden (Belousova, 2020; Barbarossa et al., 2020). Gestützt wurde die Annahme durch eine Infektionssterblichkeitsrate (IFR) von 0,5 %, wobei durchaus höhere IFR von der WHO (3–4 %) angenommen wurden (Jung et al., 2020a). Die ersten Lockerungen folgten in Deutschland am 4. Mai 2020. Auf Basis der Erhebungen des RKI wurden 190.816 Infektionen und 8983 Todesfälle in Verbindung mit SARS-CoV-2 (COVID-19) während der sogenannten „ersten Welle" (bis KW 25) festgestellt (Schilling et al., 2020; Robert Koch-Institut, 2021b). Am 2. November 2020 folgte der zweite Lockdown, vorerst als Teil-Lockdown geplant, um die steigenden Infektionszahlen zu verringern („Wellenbrecher-Lockdown"). Bis zum 26. Oktober 2020 wurden insgesamt 437.866 Infektionen mit SARS-CoV-2 und 18.950 COVID-19-Todesfälle an das RKI übermittelt (bis KW 48). Am 16. Dezember 2020 wurde ein erneuter vollständiger Lockdown umgesetzt, der bis April 2021 verschärft und ab Mai 2021 gelockert wurde. Die Infektionszahlen betrugen am 14. April 2021 laut RKI 3.044.016, während die Todesfälle etwa 79.088 betragen (Robert Koch-Institut, 2021c). Hier soll jedoch bereits zu Beginn darauf hingewiesen werden, dass das Robert Koch-Institut nicht unterscheidet, ob eine Person „mit" oder „an" COVID-19 verstirbt. Dies ist insofern wichtig, da eine Erkrankung mit einem positiven SARS-CoV-2-RT-PCR-Test gleichgesetzt wird und auch asymptomatische Personen als COVID-19-Fälle gewertet werden: *„In Einklang mit den internationalen Standards der WHO wertet das RKI alle labordiagnostischen Nachweise von SARS-CoV-2 unabhängig vom Vorhandensein oder der Ausprägung der klinischen Symptomatik als COVID-19-Fälle."* (Robert Koch-Institut, 2021e). Damit werden viele Sterbefälle unzureichend als COVID-19 interpretiert und die Daten (z. B. die IFR), die zum Verständnis der neuartigen Lungenerkrankung notwendig wären, verzerrt.

Seit Beginn der Pandemie werden von politischen Entscheidungsträgern Maßnahmen erlassen, die den Erreger SARS-CoV-2 eindämmen sollen, um exponentielles Wachstum von COVID-19-Fällen zu vermeiden. Deutschland befindet sich seit Anfang November 2020 im Lockdown, obwohl Bundesgesundheitsminister Jens Spahn einen zweiten Lockdown Ende August 2020 ausschloss und auf die Wirkung von Mund-Nasen-Schutz (MNS), Abstand und Hygiene zur Kontrolle des Infektionsgeschehens verwies (ZEIT, 2020). Eine mögliche stufenweise Öffnung des öffentlichen Lebens durch die Bundesregierung ab März 2021 stand erst bei einer Inzidenz von unter 100 in Aussicht. Am 23. März 2021 wurde aufgrund der leicht steigenden Inzidenzzahlen in manchen Regionen beschlossen den Lockdown bis zum 18. April zu verlängern. Am 21. April wurde dann das Infektionsschutzgesetz zur einheitlichen Umsetzung von NPIs durch die Bundesregierung überarbeitet und beschlossen. Seit Mai 2021, dem beginnenden Ende der Grippe-Saison, sinkt die 7-Tage-Inzidenz in Deutschland wie saisonal üblich, sodass erste Lockerungen der NPIs im Mai 2021 veranlasst wurden. Seit dem Ausbruch von SARS-CoV-2 vor über einem Jahr haben Forscher in den verschiedensten wissenschaftlichen Disziplinen (Virologie, Epidemiologie, Statistik, Biologie, Gesundheitswissenschaft, Ökonomie, Psychologie etc.) geforscht, um einen Beitrag zum Umgang mit der COVID-19-Pandemie auf nationaler und internationaler Ebene zu leisten. SARS-CoV-2 gehört in die Familie der Coronaviren (CoV), welche der Wissenschaft bzw. der Virologie bereits seit 1937 durch Fred Beaudettes und Charles Hudsons Entdeckung des aviären infektiösen Bronchitis-Virus bekannt sind. Neben der Klassifizierung des Erregers gehören zum Beitrag der Forschung unter anderem auch mögliche pharmakologische Behandlungsmethoden von COVID-19, präventive Vakzine, diagnostische Messinstrumente (SARS-CoV-2-PCR-Test), sowie die Entwicklung und Untersuchung von non-pharmakologischen Maßnahmen (NPIs) zur Pandemieeindämmung. Bisher wurde kaum die Frage gestellt, auf welcher wissenschaftstheoretischen Basis die COVID-19-Pandemie untersucht und mit welchem medizintheoretischen Ansatz die Lungenkrankheit COVID-19 betrachtet werden soll. Um optimale Resultate bezüglich des Schutzes der Gemeinschaft nach dem Vorbild des hippokratischen Eides in der Medizin zu leisten, sind stets die neuesten Erkenntnisse in wissenschaftliche Untersuchungen einzubeziehen. Somit soll die biopsychosoziale Medizin (BPSM) als Vorbild der praktischen Medizin und Erweiterung der Biomedizin bzw. des pathogenetischen Modells angeführt werden. Die erste Forschungsfrage bezieht sich allgemein auf die derzeitige Forschung um die COVID-19-Erkrankung aus Sicht der biopsychosozialen Medizin:

1. Wie ist COVID-19 aus biopsychosozialer Perspektive zu beurteilen?
Eine besondere Rolle während der COVID-19-Pandemie nehmen auch die von der Politik angeordneten NPIs ein. In diesem Zusammenhang ist explizit der vielfach wissenschaftlich diskutierte Lockdown zu nennen, welcher von Deutschland, aber auch von vielen anderen Ländern weltweit zur Verringerung der Infektionszahlen durch Beschränkung des öffentlichen Lebens eingesetzt wurde. Neben den Untersuchungen zur Evidenz dieser Intervention, werden vielfach auch Nebenwirkungen und Folgen für die Gesellschaft auf psychologischer, sozialer und biologischer Ebene untersucht und festgestellt. Zudem werden auch gesellschaftsübergreifende Interventionen wie die nationale Teststrategie, Hygiene-Konzepte, Ausgangssperren, Kontaktbeschränkungen und Social-Distancing sowie individuell infektionsprophylaktische Maßnahmen wie Mund-Nasen-Schutz (MNS) bzw. Atemschutzmasken auf das Verhältnis zwischen potentiellem Nutzen und Schaden (Nutzen-Schaden-Abwägung) untersucht. Bisher ist unzureichend geklärt, inwiefern jene NPIs aus Sicht des biopsychosozialen Krankheitsmodells (BPSK) zu beurteilen sind. Damit ergibt sich die zweite Forschungsfrage dieser Masterarbeit:

2. Wie sind die non-pharmakologischen Interventionen während der COVID-19-Pandemie in Deutschland aus biopsychosozialer Perspektive zu beurteilen?
Einen weiteren komplementären Einfluss auf die COVID-19-Pandemie in Deutschland haben auch die Medien, welche als Transmitter von wissenschaftlichen Erkenntnissen und politischen Entschei-

dungen fungieren. Aus formellen und zeitlichen Gründen kann der Einfluss jedoch nicht in einer eigenen Forschungsfrage untersucht werden, sondern muss sekundär unter dem Aspekt der Risikokommunikation verbleiben. Ausgehend von dem BPSK als Erweiterung bzw. Integration der bisherigen medizinischen Paradigmen sollen die Erkenntnisse verschiedener wissenschaftlicher Disziplinen, darunter die Biologie, Psychologie und Sozialwissenschaft, aufbereitet werden, um einen integrativen Lösungsansatz zu diskutieren, der den Menschen innerhalb der Pandemie nicht reduktionistisch als Krankheitsüberträger darstellt. Stattdessen wird der Mensch ganzheitlich als Lebewesen mit Körper-Geist-Verbindung gesehen, welches in ständiger Verbindung mit seiner sich verändernden Umwelt steht. Dieser Ansatz soll nach der Theorie des BPSK und der Beantwortung der beiden Forschungsfragen näher in der Diskussion behandelt werden. Die medizinischen Fortschritte der letzten Jahrzehnte stützen das biopsychosoziale Krankheitsmodell als das gegenwärtig kohärenteste, bedeutendste und vielversprechendste Theoriekonzept zur übergreifenden Erklärung von Gesundheit und Krankheit (Egger, 2017). Bedeutsam ist in diesem Kontext insbesondere die in das BPSK integrierte Systemtheorie. Insofern könnte die Gesellschaft durch das neuartige Verständnis des autonomen Menschen mit autoregulativer Selbstkompetenz profitieren, da eine Neubewertung bisheriger medizintheoretischer Ansätze über den Menschen zur Bewältigung der Pandemie vorgenommen werden kann. Durch diese Masterarbeit soll der Versuch unternommen werden, eine biopsychosoziale Nutzen-Schaden-Abwägung der veranlassten NPIs zur Eindämmung des Erregers SARS-CoV-2 während der COVID-19-Pandemie in Deutschland zu geben.

2.1 Aufbau & Ziele

Ausgehend von den Forschungsfragen wird nach Geschichte und Definition des BPSK der aktuelle Forschungsstand zu den biopsychosozialen Folgen der COVID-19-Pandemie in Deutschland charakterisiert. Durch eine Literaturrecherche nach Standards des Manuals *„Systematische Recherche für Evidenzthesen und Leitlinien"* sowie der *„Checkliste für die Bewertung von Suchstrategien"* der Cochrane Deutschland Stiftung, soll eine möglichst effiziente Entwicklung der Suchstrategie erfolgen (Cochrane Deutschland Stiftung, 2020). Die Suchstrategie wird tiefergehend im theoretischen Teil der Masterarbeit erläutert, nachdem das Biopsychsoziale Modell vorgestellt wurde und entsprechende Studien zur COVID-19-Pandemie ausgewertet werden. Abschließend erfolgt in der Diskussion eine Bewertung der Stärken und Limitationen dieser Masterarbeit.

Diese Masterarbeit wird nach der Philosophie des Wissenschaftsphilosophen (Falsifikationismus) Karl R. Popper auf die kritisch-rationale Überprüfung wissenschaftlicher Theorien abgestimmt (Böhm, 1998; Frey & Schmalzried, 2013). Damit soll eine differenzierte Beurteilung und Auswertung des aktuellen Forschungsstandes erfolgen und zu weiterer intensiver Forschung angeregt werden, sodass Entscheidungsträgern wissenschaftliche Anhaltspunkte für das weitere Vorgehen während und nach der COVID-19-Pandemie geboten werden können. Diese Masterarbeit liefert durch eine umfassende Literaturrecherche einen integrativen Beitrag zu den psychologischen, biologischen und sozialen Folgen, die durch die Verbreitung von Sars-CoV-2 und dessen Eindämmung in Deutschland entstanden sind.

3. Literatur Review

3.1 Das biopsychosoziale Krankheitsmodell

Um die COVID-19-Pandemie aus biopsychosozialer Perspektive zu beschreiben, ist es vorab notwendig, die Entstehung, Definitionen und Kritik am biopsychosozialen Krankheitsmodell eingehend zu erläutern. Wie bereits eingangs erwähnt, wird das BPSK derzeit als die verifizierbarste Theorie von Gesundheit und Krankheit in der modernen Medizin gehandelt (Egger, 2017). Die biopsychosoziale Medizin wird als Erweiterung der Biomedizin anerkannt, welche aufgrund von Erkenntnissen in diversen Fachgebieten, wie etwa der Psychoneuroimmunologie und Neurobiologie, zu einem umfassenderen Verständnis des gesunden Menschen kommen kann. Viele renommierte Wissenschaftler kommen zu dem Ergebnis, dass die bisherige biomedizinisch-naturwissenschaftliche Ausrichtung der Heilkunde zu unzureichenden Ergebnissen in Bezug auf die Gesundheit kommt. Ein Beispiel hierfür ist der Medizinsoziologe Aaron Antonovsky, „Vater" des Salutogenese-Modells, mit seiner Kritik an der wissenschaftlichen Ausrichtung der modernen Medizin: *„Es ist vermutlich besser sich auf das zu konzentrieren was den Menschen gesund erhält, als immense Mittel für die Erforschung seiner Krankheiten auszugeben"* (Franke, Antonovsky & Schulte, 1997).

Bedeutend sind die Erkenntnisse Antonovskys vor allem auch im Zusammenhang des Biopsychosozialen Krankheitsmodells. Das BPSK wurde 1977 vom amerikanischen Internisten und Psychiater George L. Engel entwickelt. Neben dem Salutogenese-Modell (1979) waren auch das Stress-Modell von Hans Selye (1936), die allgemeine System-

Theorie von Ludwig von Bertalanffy (1950) und das in den 1950er Jahren entwickelte Risikofaktoren-Modell entscheidende Wegbereiter des biopsychosozialen Krankheitsmodells (Selye, 1936; von Bertalanffy, 1950; Pauls, 2013). Als Engel das Modell schließlich formulierte, forderte er einen Paradigmenwechsel vom reduktionistischen Weltbild der Biomedizin, welche den Menschen und *„alle Krankheiten, einschließlich Geisteskrankheiten, […] im Hinblick auf Störungen der zugrunde liegenden physischen Mechanismen konzipiert"* (Engel, 1977, S. 130). Insofern hat George L. Engel mit seiner Kritik nicht nur zu einer physiologischen, sondern auch zu einer psychosozialen Weiterentwicklung der Medizin beigetragen. Derek Milne, pensionierter Direktor in klinischer Psychologie an der School of Psychology der Newcastle University, England, beschreibt es ferner als Entwicklung von einer *„asozialen"*, zu einer *„sozialen"* Medizin (Milne, 1999).

Auch die Definition von Krankheit und Gesundheit hat sich durch das BPSK gewandelt: Gesundheit und Krankheit werden nicht länger als dichotome Entitäten angesehen, sondern als Endpunkte eines Kontinuums. Eine ähnliche Anschauung findet sich auch bei Antonovsky: *„Krankheit, wie auch immer sie definiert ist, ist keineswegs ein unübliches Ereignis"* (Goddemeier, 2019, S. 366). Insofern wird Krankheit aus biopsychosozialer Perspektive nicht mehr als pathologische Abnormität angesehen, sondern für den chronisch gesunden Menschen in gewissem Maße als *„normal"* anerkannt. Es gilt beispielsweise als normal, hin und wieder an einer Erkältung zu erkranken. Es gilt weiterhin, dass Erkrankungen, je nach Chronizität, Ursache und Auswirkungen auf den Alltag nach empirisch-messbaren Methoden behandlungsbedürftig sind. Die Diagnostik und Therapie hat sich demnach nur vom Schwerpunkt der Biologie auf die drei Schwerpunkte Biologie, Psychologie und Soziales gleichmäßig verteilt (Knoll, Scholz, Rieckmann, 2017, S. 19–21). Dies spiegelt sich auch in der neuen positiven Definition von Gesundheit der WHO (*„Gesundheit ist ein positiver funktioneller Gesamtzustand im Sinne eines dynamischen biopsychologischen Gleichgewichtszustandes, der erhalten bzw. immer wieder hergestellt werden muss."*) gegenüber der alten negativen Definition (*„Gesundheit ist das Fehlen von Krankheit."*) wider (WHO 1986; zit.

nach Quaas 1994, S. 184). Eine Übersicht zu den biopsychosozialen Faktoren bzw. Aspekten gibt George L. Engel in seiner Arbeit „The need for a new medical model: a challenge for biomedicine" (1977).

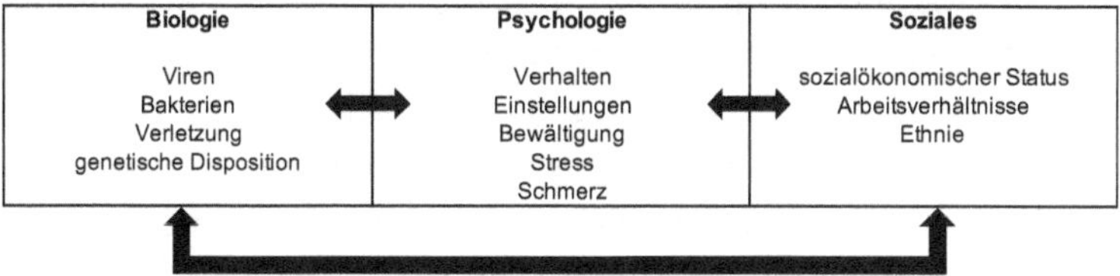

Abb. 1: Das biopsychosoziale Krankheitsmodell zeigt die verschiedenen Auslöser und Risikofaktoren, die die Entstehung von Krankheiten begünstigen können. Dabei ist kein Aspekt weniger wichtig, sondern alle Aspekte, der biologische, psychologische und soziale Aspekt, können gleichermaßen zur Pathogenese beitragen (Quelle: In Anlehnung an Engel, 1977).

Weitere Definitionen des biopsychosozialen Krankheitsmodells sollen nun zur Vollständigkeit und zum ganzheitlichen Verständnis aufgelistet werden. Einen wichtigen Beitrag zum BPSK hat der klinische Psychologe und Verhaltensmediziner Josef W. Egger, Universitätsprofessor für biopsychosoziale Medizin an der Medizinischen Universität Graz, geleistet. Sein Beiträge, darunter auch *„Das biopsychosoziale Krankheitsmodell - Grundzüge eines wissenschaftlich begründeten ganzheitlichen Verständnisses von Krankheit"* fokussieren die System-Theorie von Ludwig von Bertalanffy (1950) zur Erklärung der autoregulativen Selbstkompetenz des „Systems Mensch". Aufgrund der parallelen und hierarchisch angeordneten Verschaltung verschiedener Systemebenen wird der Mensch in metaphysischer Beziehung zur Natur gesetzt und als Beziehungs-Lebewesen dargestellt. Störungen auf unterschiedlichen Ebenen besitzen das Potential sich gegenseitig zu beeinflussen. Ein empirisches Argument zur Untermauerung dieser These ist das von Ferstl (1989) postulierte Wirkungsschema der Neuropsychoimmunologie, bei dem verschiedene Systeme (Zentrales Nervensystem, Endokrines System, Immunsystem & Autonomes Nervensystem) sich reziprok regulieren. Die Entdeckung der Kommunikation verschiedener Körpersysteme miteinander lässt keineswegs darauf schließen, dass die Funktionsweise des Körpers vollständig verstanden wurde, jedoch gibt sie Hinweise auf die allgemeine Wirkweise von organisch-hierarchischen Systemen. Diese konzeptionelle Systemhierarchie lässt sich ferner auch auf die bekannten Wissenschaftsbereiche übertragen. Zur Ergänzung: Da die einzelnen Systeme an sich von den Naturwissenschaften noch nicht vollständig durchdrungen worden sind, lässt sich die ursprüngliche Trennung von Körper und Geist durch Philosophen wie Rene Descartes zur Reduktion der Komplexität gut nachvollziehen. Der dualistische Interaktionismus von Körper und Geist wird hingegen heute noch selten bestritten und beispielsweise vom Philosophen Karl Popper und Neurowissenschaftler John C. Eccles bestätigt (Popper & Eccles, 1989).

Systemhierarchien (Wissenschaftsbereiche):

Konzeptuelles Netzwerk von physischen (materiellen) Begriffen

Biosphäre
Gesellschaft, Nation
Kultur, Subkultur
Gemeinde, Gemeinschaft
Familie
2-Personen-Beziehung

Person
(physiologische Gestalt und molares Verhalten)

Organe
Gewebe
Organellen
Moleküle
Atome
Subatomare Teilchen

Abb. 2: Originäres biopsychosoziales Modell (Quelle: Engel, 1975,1976; zit. nach Egger 2005, S. 4).

Aus dieser Darstellung von Josef W. Egger geht hervor, „*dass jedes Ereignis oder jeder Prozess, der an der Ätiologie, der Pathogenese, der symptomatischen Manifestation und der Behandlung von Störungen beteiligt ist, folgerichtig nicht entweder biologisch oder psychologisch ist, sondern sowohl biologisch als auch psychologisch*“ (Egger, 2005, S. 5). Die ursprüngliche Kategorisierung von Krankheiten in psychosomatisch und nicht-psychosomatisch entfällt und es wird ein einheitlicher Rahmen geschaffen, innerhalb dessen Krankheiten gleichermaßen biologisch, psychologisch und sozial betrachtet werden müssen. Auch wenn das BPSK laut Egger das derzeit kohärenteste Modell zur Erklärung von Gesundheit und Krankheit darstellt, steht das BPSK noch vor Herausforderungen: Es fehlt an einem einheitlichen logischen und semantischen Begriffssystem, dass die Trennung zwischen den parallelen Disziplinen der Biologie und Psychologie in der Medizin ablöst. Weiterhin ist auch das Leib-Seele-Problem durch das BPSK nicht gelöst. Vielmehr entspricht das ursprüngliche BPSK in diesem Punkt dem emergenten Materialismus, bei dem Eigenschaften höherer Systemebenen Phänomene hervorbringen, die nicht durch die Eigenschaften von Subsystemen erklärt werden können (Goodman, 1991). Ein Beispiel für Emergenz ist die Entstehung von Temperatur durch die Bewegung von verschiedenen Molekülen. Keinem der Moleküle wohnt die Temperatur an sich inne, erst das Bündnis verschiedener Moleküle führt zur Entstehung des Phänomens Temperatur. Die Lösung dieses Problems erschließt sich aus der 300 Jahre alten Leib-Seele-Identitätstheorie (LSI) von dem Philosophen Baruch de Spinoza. Zusammen mit der LSI kann das Biopsychosoziale Krankheitsmodell auch als erweitertes Biopsychosoziales Krankheitsmodell oder *„Theorie der Organischen Einheit"* (engl. body-mind-unity-theory) aufgefasst werden. Für die weiteren Ausführungen ist weniger die Herleitung und mehr die Folgerung aus der Theorie der Organischen Einheit relevant: Nämlich, dass die Dichotomisierung zwischen biologisch und psychologisch falsch ist, und, dass eine von der herkömmlichen Biomedizin diagnostizierte Erkrankung wie *„Herzangstsyndrom nicht weniger biologisch ist als eine koronare Herzkrankheit und eine koronare Herzkrankheit nicht weniger psychologisch ist als ein Herzangstsyndrom"* (Egger, 2005, S. 9). Das ganzheitliche Verständnis des Menschen und all seiner Systeme führt langfristig nicht an der Auflösung des cartesischen Dualismus und der Akzeptanz des Monismus im Sinne von Spinozas LSI vorbei.

Unterstützt wird der Paradigmenwechsel von der Biomedizin zur biopsychosozialen Medizin auch von dem deutschen Mediziner und Begründer der Psychosomatik Thure von Uexküll, der die Krise der

Medizin Anfang des 21. Jahrhunderts darin sieht, dass die dualistische Spaltung der Medizin einerseits in einer somatischen Medizin endet, die *„Körper ohne Seelen"* behandelt und anderseits in einer psychologischen Medizin, die *„Seelen ohne Körper"* behandelt (Otte, 2001). Ausgehend von der Analyse der Unzulänglichkeit des mechanistischen Denkmodells definieren Uexküll und Wesiack die biopsychosoziale Medizin als *„Beziehungsmedizin"*, da Organismen jeder Art auf ihre Umwelt angewiesen sind. Damit Organismen artgerecht in ihrer Umwelt überleben können, stellen die Autoren die These auf, die Individualität, d. h. die spezielle kommunikative Wirklichkeit von Lebewesen, in den Vordergrund zu rücken und so zu versuchen, eine biopsychosoziale Heilkunde zu definieren, die den cartesischen Dualismus überwindet (Uexküll & Wesiack, 2011). Die Kommunikation zwischen Arzt und Patient als Bindeglied wird, um eine gemeinsame Wirklichkeit herzustellen, demnach wieder in den Vordergrund gestellt und die Medizin kann, wie Josef W. Egger beschrieben hat, erneut auf die von Paracelsius definierten drei Säulen gestellt werden, die analog zu den drei Säulen des BPSK gelten: Wort, Arznei, Messer (Egger, 2005).

Letztlich soll noch eine Definition der Forscher Borrell-Carrió, Suchman und Epstein (2004, S. 576) folgen, welche in ihrem Artikel 25 Jahre nach Einführung der BPSM das Modell von Engel sowohl als Philosophie klinischer Versorgung, als auch als Behandlungsleitfaden auffassen. Die Forscher betonen dabei, dass Engels Philosophie der BPSM die subjektiven Erfahrungen des Patienten als essentiell bei Diagnose, Behandlungserfolg und Versorgung/ Pflege beachtet und nicht auf die Physiologie reduzierbar ist (auch wenn sie dieser unterliegt). Die Definition der Forscher zeichnet sich somit durch die Integration der Subjektivität in die objektive Wissenschaft aus, welche trotz ihres Erfolgs und medizinischen Fortschritts zu einem steigenden Aufwand an Ressourcen im Gesundheitssystem und unzureichenden Ergebnissen bei der Behandlung von chronischen Erkrankungen kommt (Wade & Halligan, 2017; Bolton & Gillet 2019). Die Forscher der Universität Barcelona befinden, dass sich der Wert des BPSK nicht in der Entdeckung wissenschaftlicher und objektiver Gesetzmäßigkeiten begründet, sondern darin, das medizinische Wissen auf die Bedürfnisse des Patienten anzupassen.

Abschließend lässt sich Notwendigkeit der Integration des BPSK zur Erweiterung der modernen Medizin feststellen. Das BPSK versteht sich dabei weniger als Kritik am bestehenden biomedizinischen Paradigma, sondern vielmehr als psychosoziale Neuausrichtung zur Verbesserung der Behandlungsergebnisse. Letztlich hat die Medizin schon immer die Aufgabe gehabt, den Menschen zu behandeln, keine Maschine. Demnach ist der Arzt auch kein Mechaniker, der bestimmte Teile am Menschen auswechselt und ausbessert, sondern ein Begleiter im ursprünglichen Sinne des Wortes Therapeut (altgriech. therapeutés: Diener, Pfleger). Zur Aufhebung des materialistischen Reduktionismus sind weitere Anstrengungen notwendig, die die BPSM in den Alltag von Ärzten und Therapeuten integrieren. Auch wenn das BPSK keine Universallösung darstellt, kann es innerhalb des erkenntnistheoretischen Rahmens als Erfolgschance angesehen werden, um die Prävalenz chronischer Erkrankungen gesamtgesellschaftlich zu verringern. Trotz der ausführlich besprochenen Vorteile des BPSK ist im Sinne des Kritischen Rationalismus nach Karl Popper eine ständige Verbesserung und ggf. Widerlegung bestehender Theorien unabdingbar. Das BPSK darf nicht als Endpunkt der Weiterentwicklung von Medizintheorie und -praxis betrachtet werden, sondern ist stetiger Verbesserung und ggf. Widerlegung zu unterziehen. Doch Theorie und Praxis müssen sich reziprok ergänzen und bedingen, um medizinischen Fortschritt zu gewährleisten, und so dürfte die Aufgabe zukünftiger Mediziner vor allem die Integration bestehender Erkenntnisse zur Verbesserung der Behandlungserfolge als die Weiterentwicklung vorhandener Paradigmen sein. Zusammenfassen lässt sich das biopsychosoziale Modell durch ein Zitat von George L. Engel wie folgt: *„Das heute vorherrschende Krankheitsmodell ist biomedizinisch und lässt in seinem Rahmen wenig Raum für die sozialen, psychologischen und Verhaltensdimensionen von Krankheiten. Ein biopsychosoziales Modell bietet eine Blaupause für die Forschung, einen Rahmen für die Lehre und ein Konzept für Maßnahmen in der realen Welt des Gesundheitswesens.“* (Engel, zit. nach Gellman & Turner, 2013). Viele Forscher stimmen diesem Leitbild zu und nennen das BPSK eine tragende Säule in der idealen Praxis der modernen Medizin (Nadir, Hamza & Mehmood, 2018).

Im weiteren Verlauf dieser Arbeit soll anhand der Forschungsfragen herausgestellt werden, ob das biopsychosoziale Krankheitsmodell insbesondere in der Forschung um die Erkrankung COVID-19 und die Interventionen zur Pandemieeindämmung angewandt wird und, inwiefern dieses hilfreich sein könnte. Zum weiteren Vorgehen wird nun die Suchstrategie erläutert, mit der relevante wissenschaftliche Arbeiten identifiziert wurden, um den aktuellen Forschungsstand zu eruieren.

3.2 Suchstrategie

Zur effizienten Bearbeitung des Masterarbeitsthemas sind alle relevanten Studien identifiziert worden und entsprechend der Genauigkeit (Precision) aufgelistet worden. Aus folgendem Grund ist im Sinne der Zeitvorgabe für die Masterarbeit nach den Standards der Cochrane Deutschland Stiftung eine vollständige Auflistung (Sensitivität) von relevanten Zitaten und Studien nicht unbedingt zielführend (Cochrane Deutschland Stiftung, 2020): COVID-19 ist eine neuartige Erkrankung und diese aus biopsychosozialer Perspektive zu untersuchen ist bisher noch unkonventionell. Dies hat zur Folge, dass es unweigerlich zu einer limitierten Anzahl an Studienergebnissen und einer Spekulation bezüglich der Abwägung langfristiger biopsychosozialer Folgen in relevanten Forschungsarbeiten kommt. Weiterhin muss unbedingt bereits vorab darauf hingewiesen werden, dass es innerhalb des Forschungsfeldes aufgrund der Aktualität und emotionalen Anteilnahme zur subjektiven Validierung und zum Framing bzw. Priming bestimmter Hypothesen von Forschern kommen kann. Diese und weitere Limitationen sollen tiefergehend in der Diskussion beschrieben werden. Die vorgestellten Forschungsfragen werden in die Suchstrategie integriert. Zu Beginn wurden folgende Kriterien festgelegt und durchgeführt:

- Für die Suche werden die Meta-Datenbanken PubMed, medRxiv, Cochrane Library, Springer Link und ResearchGate genutzt
- Als Schlagwörter werden „psychosocial" oder „biopsychosocial", „Covid-19", und „Germany" festgelegt
- Die Relevanz der Studien bestimmt sich durch die Qualität der Abstracts, insbesondere wird auf Themeninhalte des biopsychosozialen Modells geachtet: Darunter biopsychosozial, mentale Gesundheit, Leib-Seele-Theorie, Neuropsychoimmunologie, autoregulative Selbstkompetenz, System-Theorie, dualistischer Interaktionismus, Interdisziplinarität, Stress(forschung) & Salutogenese – eine explizite Nennung des biopsychosozialen Modells ist nicht erforderlich
- Der komplette Veröffentlichungszeitraum wird genutzt (2020-2021)
- Einbezogen werden alle relevanten Studienarten: deskriptive Studien, randomisierte-kontrollierte Versuche, Kohortenstudien, Fallstudien, Längsschnittstudien, Querschnittstudien, Reviews, systematische-Reviews und Meta-Analysen
- Die ausgewerteten Studien werden nach Forschungsfrage & Themenfeld kategorisiert, ausgewertet und in einer Tabelle aufgeführt

3.3 Erste Forschungsfrage: Wie ist COVID-19 aus biopsychosozialer Perspektive zu beurteilen?

Die Bedeutung der Erkrankung COVID-19, sowie die Entwicklung der COVID-19-Pandemie in Deutschland, wurde bereits zu Beginn der Masterarbeit im Exposé einleitend dargestellt. Aus den vorangegangenen Erklärungen lässt sich schließen, dass jede Krankheit, auch COVID-19, ein komplexes Geschehen ist, das mithilfe bestimmter Theorien und Modelle versucht wird zu analysieren. Das biomedizinische Paradigma als solches lässt sich durch die neusten Erkenntnisse um das biopsychosoziale Krankheitsmodell als unzureichend beurteilen, um das vollständige Krankheitsgeschehen mit den jeweiligen Krankheitsfaktoren zu erschließen (Berberich, 2014). Trotzdem muss für die Diagnose und Therapie von Erkrankungen, speziell auch im Hinblick auf COVID-19, in gewissem Maße eine Reduzierung der Komplexität des „Systems Mensch" erfolgen. Diese soll vorrangig durch eine kongruente Beurteilung biologischer, psychologischer und sozialer Aspekte erfolgen, um den Menschen auf allen Systemebenen zu diagnostizieren und zu therapieren. Die von Thure von Uexküll aufgestellte Kritik am biomedizinischen Paradigma soll dabei auch im Rahmen der Betrachtung von COVID-19 als Vorbild dienen: *„Wir haben eine Medizin für Organe, Gewebe und Zellen, aber keine für kranke Menschen und für individuelle Wirklichkeiten, in denen sie leben"* (v. Uexküll, zit. nach Berberich 2014, S. 1). Die nun folgende Auflistung von Studien und wissenschaftlichen Forschungsarbeiten wird daher nicht primär den biologischen, einschließlich den epidemiologischen und virologischen Aspekt der Erkrankung COVID-19 skizzieren, sondern gleichsam auch den psychologischen und sozialen Aspekt.

Durch die epidemische Verbreitung von SARS-CoV-2 und dem vermehrten Auftreten der zugehörigen Lungenkrankheit COVID-19 gestaltet es sich als schwierig, COVID-19 ohne den gesamtgesellschaftlichen Rahmen zu betrachten. COVID-19 aus biopsychosozialer Perspektive zu beurteilen, ohne die entsprechende Pandemie zu beurteilen, wäre eben aufgrund des Mangels an psychosozialen Faktoren, die im biopsychosozialen Modell einen gleichwertigen Stellenwert zur Biologie erhalten, unzulänglich. Wenn Gesundheit biopsychosozial gedacht werden soll, muss Interdisziplinarität Standard sein. Dieses Denken findet sich beispielsweise beim Privatdozenten am Institut für Geographie der Friedrich-Alexander-Universität Erlangen-Nürnberg Dr. habil. Klaus Geiselhart. Der Geowissenschaftler schreibt in seiner Arbeit: *„Die politische* Ökologie *von Gesundheit. Zur Selbstreflexion der Kritik in der COVID-19 Krise"*, dass eine kritische Position bezüglich COVID-19 auf gesellschaftlicher Ebene nicht ohne eine besondere Betrachtung von Gesundheit auskommen kann und, *„dass in einer Politischen* Ökologie *von Gesundheit das Verhältnis von Mensch und Umwelt anders gedacht werden muss"* (Jackson &

Neely 2015, Geiselhart 2018; zit. n. Geiselhart, 2020, S. 3). Unter Verweis auf das biopsychosoziale Krankheitsmodell beschreibt Geiselhart, dass das klassische biomedizinische bzw. pathogenetische Modell von Krankheit bereits durch die medizinische Grundlagenforschung eingeschränkt wurde und die Entwicklung des menschlichen Immunsystems evolutionär auf Viren und Mikroorganismen angewiesen ist (Emerman & Malik 2010). Demnach sind vorrangige Ziele von Viren wie SARS-CoV-2 nicht primär Erkrankungen auszulösen, sondern sich an das Immunsystem des Wirts anzupassen. Das vielfach vermittelte Bild des *„unsichtbaren Feindes"* SARS-CoV-2 (Shaw, 2020; Chauhan et al., 2020; Gomes et al., 2020; Musa et al., 2020) lässt sich auch aus evolutionsbiologischer Sicht nicht bestätigen. Elena N. Naumova, Professorin für Mathematik an der Friedman School für Ernährungswissenschaft und -politik in Bosten, USA, nennt es aus mehreren Gründen eine Falle, die Reaktion der öffentlichen Gesundheit auf COVID-19 als *„unerwarteten Krieg gegen einen unsichtbaren Feind"* zu bezeichnen (Naumova, 2020, S. 1). Zu den von Naumova genannten Gründen gehören:

- die Feststellung, dass Schaden durch Erkrankungen vielfach durch Mängel nationaler Gesundheitssysteme entsteht;
- die Misskommunikation während der Pandemie, welche durch unpassende Kriegsrhetorik verstärkt wird;
- die Entdeckung der Evolutionsbiologie durch Charles Darwin, welche lehrt, dass der Mensch (und seine Subsysteme) in ständiger Interaktion mit seiner Umwelt steht und sich gewissermaßen behaupten muss („Survival of the fittest"), um zu bestehen und sich weiterzuentwickeln;
- und die entstehende Angst, welche davon abhält, gesellschaftliche Lösungen zu finden und durch die die Tendenz entsteht, Schuldige zu benennen.

Die evolutionären Überlegungen zur grundsätzlichen Funktionsweise von organischen Einheiten decken sich auch mit der biologischen Entdeckung des Selbsterhaltungstriebs (Autopoiesis) von Lebewesen

(Salvucci, 2012). Diese als grundsätzlich betrachtete Eigenschaft von Lebewesen führt nicht nur zum Überleben und zur Arterhaltung, sondern auch zur Diversität innerhalb des Evolutionsprozesses (Symbiogenese). Damit wird erstmals erklärbar, dass die Vielfalt der Lebewesen auf dem Planeten Erde nicht nur auf Konkurrenz und Egoismus zurückzuführen ist, sondern auch auf Integration und Zusammenarbeit. Der Auslöser von viralen Erkrankungen sollte somit nicht kausal auf die Infektion mit einem Virus zurückgeführt werden, sondern in Bezug auf die mangelnde Anpassung des Immunsystems an die Umgebung durch psychosoziale Faktoren wie Stress oder fehlende Bewältigungsstrategien (Coping-Strategien) untersucht werden. Wie in Abbildung 1 (S. 11) erkennbar, sind Viren nur einer von potentiell zwölf und mehr verschiedenen biopsychosozialen Faktoren, die zur Pathogenese beitragen können. Außerdem wird das BPSK durch neue Forschungsarbeiten stetig erweitert und vervollständigt, sodass die genannten Faktoren zusammengefasst oder ergänzt werden können. Ein Beispiel hierfür liefert das biopsychosoziale Gesundheitsmodell von Simon G. Taukeni, welches sich durch die Integration der BPSM in relevante Gesundheitsdisziplinen wie öffentliche Gesundheit, Psychologie, Psychiatrie und Medizin auszeichnet (Taukeni, 2020).

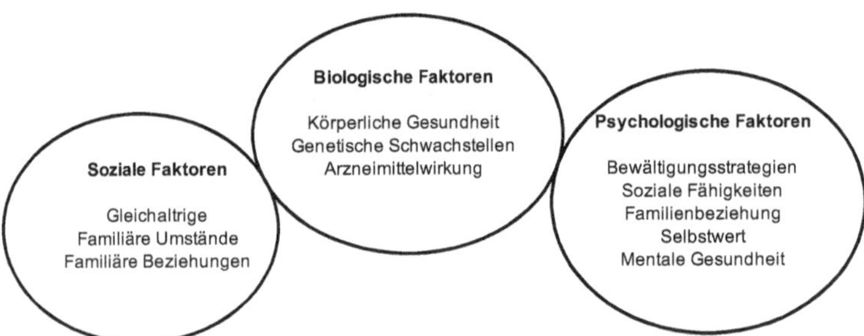

Abb. 3: Das biopsychosoziale Gesundheitsmodell dient zur Veranschaulichung der stetigen Erweiterung des ursprünglichen BPSK nach Engel (Quelle: In Anlehnung an Taukeni, 2020).

Damit soll keineswegs die potentielle Gefahr von Viren für das menschliche Immunsystem bagatellisiert werden. Das BPSK zeigt in Bezug auf Viren lediglich die Relation zu anderen Risikofaktoren und Faktoren der Gesunderhaltung auf. Wenn somit die Interaktion zwischen Virus und Immunsystem bzw. Mensch und Umwelt in den Fokus der Forschung rücken würde, würden auf die Forschungsfrage: „*Wie ist COVID-19 aus biopsychosozialer Perspektive zu beurteilen?*“, automatisch weitere unerlässliche Fragen folgen:

- Wie kommt es zur asymptomatischen Infektion von SARS-CoV-2?
- Tragen Komorbiditäten und weitere individuelle Vor- und Krankheitsgeschichten zum Ausbruch der Erkrankung COVID-19 nach einer SARS-CoV-2-Infektion?
- Schützen präventive Faktoren (z. B. Ernährung, Sport, Entspannung etc.) vor der Erkrankung mit COVID-19 nach einer SARS-CoV-2-Infektion bei?
- Was sagt das vermehrte Auftreten der Erkrankung COVID-19 über den gesundheitlichen Zustand der (deutschen) Gesellschaft aus?

Antworten auf diese Fragen finden sich in diversen Studien, die innerhalb des letzten Jahres publiziert wurden. In Bezug auf das weltweit genutzte Diagnose-Instrument, den SARS-CoV-2-PCR-Test, weisen die verfügbaren Daten aus einem systematischen Review darauf hin, dass ein Drittel bis drei Viertel aller Fälle, die ein positives PCR-Testergebnis erhalten, zum Zeitpunkt des Tests keine Symptome aufweisen (Oran & Topol, 2021). Die erste in Deutschland durchgeführte Studie von Streeck et al. (2020) nach einem SARS-CoV-2-Super-Spreading-Event in Heinsberg kommt hingegen zum Ergebnis, dass nur etwa 22 % der SARS-CoV-2-Infizierten asymptomatisch sind (Streeck et al., 2020). Zusätzlich gaben die Autoren in ihrer Studie eine durchschnittliche IFR von 0.36 % für die Bevölkerung an, bedingt durch die berechnete Dunkelziffer an Infizierten. Es wurde von den Forschern geschätzt, dass etwa zehn Mal mehr Menschen in Deutschland zu diesem Zeitpunkt infiziert waren, als dies durch das Robert Koch-Institut bekannt war (1,8 Millionen Menschen). Durch die Ergebnisse der

Heinsberg-Studie wurde somit ein wesentlich geringeres Risiko als die von der WHO bisher angenommenen 0,5 % errechnet, an einer Infektion mit SARS-CoV-2 durch die Lungenkrankheit COVID-19 zu sterben. Diese Ergebnisse decken sich auch mit den Berechnungen von Stanford-Professor Ioannidis in den USA, welcher in seiner Meta-Studie, erschienen im Bulletin der WHO im Oktober 2020, zu einer durchschnittlichen IFR von 0,27 % gelangte (Ioannidis, 2020a). In einem neueren Überblick über systematische Bewertungen der IFR kommt der Forscher sogar zu einer noch geringeren IFR von ca. 0,15 %, sodass die COVID-19-Pandemie erstmals mit einer mittelschweren Grippeepidemie vergleichbar wird (Ioannidis, 2021). Der Unterschied zu Influenza: Diejenigen, die an COVID-19 sterben, sind zumeist Risikogruppen und weisen erhebliche Immunschwächen auf, müssten demnach geschützt werden. Diese Angaben passen auch zu den gesammelten Daten des RKI über COVID-19-Patienten. Laut RKI steigt das Risiko einer schweren Erkrankung ab dem Alter von 50 Jahren und zusätzlichen Komorbiditäten stark an (Robert Koch-Institut, 2020a). Das Durchschnittsalter der Verstorbenen liegt bei 84 (Robert Koch-Institut, 2020d). Aus den Daten des täglichen Lageberichts des RKI vom 16. Februar 2021 geht zudem hervor, dass 89 % der Verstorbenen mit einem positiven SARS-CoV-2-RT-PCR-Test älter als 69 Jahre alt waren. Ein Unterschied zwischen einem positiven RT-PCR-Test und COVID-19 wird nicht gemacht, somit wäre es denkbar, dass die Todesursache vielfach auch durch Komorbiditäten bedingt ist.

In einem systematischen Review von Gold et al. (2020) wiesen 74 % der fatalen Fälle Komorbiditäten auf, darunter Hypertonie, Diabetes und Atemwegserkrankungen. Eine Studie von Onder, Rezza & Brusaferro (2020) in Italien mit einer Stichprobe von 355 Patienten kam hingegen zum Ergebnis, dass 99,2 % eine Vorerkrankung aufwiesen, die meisten Patienten hatten dabei drei Vorerkrankungen (48,5 %). Weitere systematische Reviews kommen ebenfalls zu dem Ergebnis, dass Komorbiditäten mit der Pathogenese von COVID-19 in Verbindung stehen (Zhou et al., 2020; Yang et al., 2020). Dennoch kann es nicht ausgeschlossen werden, dass es auch ohne Vorerkrankung und bekannte Immunschwäche zu einem schweren bis tödlichen Verlauf mit COVID-19 kommen kann (Cummings et al., 2020). In der Regel kann jedoch davon ausgegangen werden, dass es bei „gesunden" Menschen ohne Vorerkrankung(en) oder bekannte Immunschwäche nicht zu einem schweren Verlauf kommt. Diese epidemiologischen Daten helfen enorm beim biopsychosozialen Verständnis von COVID-19. Da dem Menschen aus Sicht des biopsychosozialen Krankheitsmodells autoregulative Selbstkompetenz zugeschrieben wird, d. h. der Mensch kann Verantwortung für seine Gesundheit übernehmen, ist er COVID-19 nicht hilflos ausgeliefert, sondern kann sich präventiv vor der Erkrankung schützen. Dies gilt für Risikogruppen gleichermaßen (Ko et al., 2020). Zudem kann durch den Schutz von Risikogruppen durch bestimmte NPIs eine potentielle Gefahr durch eine Ansteckung mit SARS-CoV-2 unterbunden werden (s. S. 26 ff.). Auch wenn bisherige Studien primär die biologische Gefahr modelliert haben, die vom Erreger SARS-CoV-2 und der Lungenerkrankung COVID-19 für bestimmte Risikogruppen ausgehen, lassen sich auch Studien finden, welche die soziale und psychologische Komponente berücksichtigen und so zu biopsychosozialen Schlussfolgerungen aus den bekannten Daten kommen.

Ein Beispiel hierfür ist die Studie: „*Avoiding the Banality of Evil in Times of COVID-19: Thinking Differently with a Biopsychosocial Perspective for Future Health and Social Policies Development*", von Leonardi et al. (2020). Laut den Autoren bedrohe COVID-19 derzeit fast alle nationalen Gesundheitssysteme weltweit. Dies liege daran, dass derzeitige wirtschaftliche Prioritäten im Widerspruch zu den Erfordernissen der Prävention von Krankheiten im Gesundheitswesen, in der öffentlichen Gesundheit sowie der Gesundheitsförderung stehen. Bereits vor COVID-19 haben Wissenschaftler Epidemien prognostiziert. Die fortschreitende Globalisierung führe dabei erstmalig zum global-politischen Ansatz von Gesundheit. Dadurch, dass die Ressourcen im Gesundheitssystem in den letzten Jahren von den meisten Ländern erodiert wurden, würde jede Regierung zwar versuchen, das Ziel Nr. 3 der Vereinten Nationen für nachhaltige Entwicklung („*Gewährleistung eines gesunden Lebens und Förderung des Wohlbefindens für alle Altersgruppen*") zu erreichen, doch der Konflikt zwischen Gesundheit und Wirtschaft führe zur begrenzten Reaktion auf Gesundheitskrisen; zukünftige Herausforderungen würden demnach darin bestehen, auf mögliche Pandemien adäquat reagieren zu können und *„das Bewusstsein für die individuellen und kollektiven Menschenrechte zu nutzen, um gleichermaßen Zugang zu Dienstleistungen zu erhalten und sicherzustellen, dass alle Menschen mit Würde und Respekt behandelt werden“* (Schiariti, 2020, zit. nach Leonardi et al., 2020, S. 1759). Dabei weisen die Autoren explizit darauf hin, dass die derzeitige COVID-19-Krise auch zur Epidemie von Stigmatisierung, Diskriminierung und Vorurteilen geführt habe. Diesen psychosozialen Risikofaktoren müssen ethische Grundsätze entgegengesetzt werden, um langfristig stabile Lösungen zu finden. Außerdem sehen die Autoren die Stärke des biopsychosozialen Modells darin, die Komplexität der Ressourcenzuweisung zu überwinden und die Gesundheitsversorgung zu verbessern. Um Schuldzuweisungen und die *„Banalität des Bösen“*, wie Philosophin Hannah Arendt es nannte, in Krisenzeiten zu vermeiden, sei eine Investition in Dienstleistungen zur Prävention, darunter Widerstandsfähigkeit (Resilienz) und Solidarität, zukünftig unabdingbar. Einen biopsychosozialen Ansatz zu wählen, bedeute somit immer, dass auch auf die psychosozialen Umweltfaktoren geachtet und reagiert wird.

Folgend sollen nun einige psychosoziale Risikofaktoren aufgelistet werden, die die Pathogenese von COVID-19 beeinflussen können. Wie Leonardi et al. (2020) ausgeführt haben, sollte der Kontext einer Erkrankung wie COVID-19 und die daraus entstehende Pandemie immer mitbeachtet werden. Vulnerabilität (Verwundbarkeit, Störanfälligkeit) ist hierbei ein sehr wichtiges Stichwort und bezieht sich nicht nur auf Risikogruppen. Ahmad et al. (2020) untersuchten die Frage, was es bedeutet, in Zeiten von COVID-19 vulnerabel zu sein. Die Autoren kommen zu dem Schluss, dass *„eine Pandemie als Aufruf zur Anerkennung und Reparatur soziokultureller, soziopolitischer und soziohistorischer Brüche dienen kann, die zu Verwundbarkeit innerhalb bestimmter Kategorien von Randgruppen führen“* (Ahmad et al., 2020, S. 1482). Verwundbarkeit kann aus psychosozialem Stress resultieren und durch die Schwächung des Immunsystems ebenfalls das

Risiko für einen schweren Verlauf von COVID-19 erhöhen (Bartolomucci & Sapolsky, 2020, Vinkers et al., 2020). Diesem Risiko könne entgegengewirkt werden, indem psychosoziale Faktoren wie mentale Gesundheit und soziale Bindungen in der Prävention und Therapie positiv verstärkt werden. Ein weiterer wichtiger Faktor in der Prävention von COVID-19 ist Stress. Mehrere Autoren kommen zu dem Schluss, dass chronischer Stress in Form von oxidativem Stress auf zellulärer Ebene die Pathogenese von COVID-19 beeinflussen kann (Bartolomucci & Sapolsky, 2020; Cecchini & Cecchini, 2020, Delgado-Roche & Mesta, 2020). Diese Hypothese wird durch zwei Beobachtungen unterstützt: Zum einen, dass eine vermehrte Produktion von reaktiven Sauerstoffspezies (ROS) und das Fehlen von Antioxidantien entscheidend für die Virusreplikation sind und zum anderen, dass mit zunehmendem Altem vermehrt oxidativer Stress auftritt und COVID-19 hauptsächlich bei über 69-Jährigen auftritt. Chronischer Stress, bedingt durch westlichen Lebensstil und Mangelernährung, wird inzwischen auch als grundlegend in der Pathogenese von diversen Zivilisationserkrankungen betrachtet (Kopp, 2019). Somit lässt sich schlussfolgern, dass in den meisten Fällen, in denen COVID-19 auftritt, bereits eine Schwächung des Immunsystems durch chronischen Stress oder Komorbiditäten besteht und die Sterblichkeit nicht primär auf den Erreger SARS-CoV-2 zurückzuführen ist. Eine Änderung des Lebensstils auf gesellschaftlicher Ebene könnte langfristig zu einer geringeren Anzahl an Opfern durch COVID-19 führen (Hamer et al., 2020; Lange & Nakamura, 2020). Dies wird beispielsweise auch durch die Erforschung des Zusammenhangs zwischen Vitamin D und COVID-19 deutlich. Systematische Reviews deuten auf eine negative Korrelation zwischen adäquaten Vitamin D-Serumspiegeln und der Pathogenese von COVID-19 hin (Pereira et al. 2020; Yisak et al., 2021). Durch Veränderungen des Lebensstils in Bezug auf die Bewegung außerhalb des eigenen Zuhauses (Vitamin D wird durch Sonnenstrahlung in den Hautrezeptoren erzeugt) und die Ernährung können die eigenen Vitamin D-Serumspiegel positiv beeinflusst werden. Vitamin D wiederum wirkt regulativ auf das menschliche Immunsystem (Vanherwegen, Gysemans & Mathieu, 2017). Weitere Mikronährstoffe wie bestimmte Mineralstoffe und Vitamine scheinen im menschlichen Organismus ähnliche Effekte zu modulieren (Gasmi et al., 2020).

Ein weiterer Risikofaktor, der nicht von der Erkrankung COVID-19 ausgeht, sondern von einer Infektion mit SARS-CoV-2, ist die Entwicklung von Folgeschäden. Diese inzwischen über 50 verschiedenen diagnostizierten Folgeschäden werden unter dem Begriff Long-COVID zusammengefasst. Lopez-Leon et al. (2021) führen in ihrem systematischen Review und Meta-Analyse (Preprint) die fünf häufigsten Symptome auf: Müdigkeit (58 %), Kopfschmerzen (44 %), Aufmerksamkeitsstörung (27 %), Haarausfall (25 %) und Atemnot (24 %). Dadurch, dass Lopez-Leon et al. (2021) eine Häufigkeit an Folgeschäden von über 80 % bei 47.910 SARS-CoV-2 Infizierten zwischen 17 und 87 Jahre feststellten, lässt sich auch das Risiko einer SARS-CoV-2-Infektion ohne symptomatischen Verlauf von COVID-19 als nicht unerheblich einstufen. Dennoch sollte bedacht werden, dass die genannten häufigsten Symptome nicht irreparabel sind und durch den Gesundheitszustand beeinflusst werden. Außerdem liegen andauernde Symptome von Long-COVID über mehrere Monate vermutlich im geringen Prozentbereich: Bei Sudre et al. (2021) weisen nur noch 2,3 % der Probanden Symptome nach 12 Wochen auf, die allesamt nicht irreparabel sind. Sykes et al. (2021) schreiben abschließend in ihrer Studie zum Management von Long-COVID, dass langfristige Schäden möglicherweise nicht direkt auf SARS-CoV-2 zurückzuführen sind, sondern biopsychosoziale Faktoren von COVID-19 eine größere Rolle bei der Ätiologie spielen. Biopsychosoziale Risikofaktoren zu COVID-19 wurden hier bereits ausführlich dargestellt. Nennenswert ist innerhalb dieses Rahmens noch eine Studie von Butler und Barrientos (2020), in welcher darauf hingewiesen wird, dass hyperkalorische Ernährung (viele gesättigte Fette, Zucker und raffinierte Kohlenhydrate) zur vermehrten Prävalenz von Übergewicht und Typ-2 Diabetes beiträgt (Grundkrankheiten mit einem höheren Risiko für einen schweren Verlauf von COVID-19) und die Immunabwehr gegen Viren beeinträchtigt. Zugang zu gesunder Ernährung sowie gesunde Essgewohnheiten sind also entscheidend bei der Prävention langfristiger Komplikationen (Long-COVID).

Komplikationen bei Infektionen mit Viren sind nicht ungewöhnlich und sollten daher aufgrund der Aktualität und Emotionalität des Themas COVID-19 nicht überschätzt (aber auch nicht unterschätzt) werden. Beispielsweise könnten auch bei Influenza-Infektionen die tatsächlichen Folgeschäden viel größer sein als bisher angenommen (Sellers et al., 2017). Wie hoch der tatsächliche langfristige Schaden von Infektionen ist und ob dieser bei SARS-CoV-2 höher ist als bei Influenza, lässt sich aus der derzeitigen Datenlage kaum abschätzen. Hierbei kann es leicht zu Verzerrungen (Publication Bias) kommen, da die derzeitige COVID-19-Pandemie das primäre Forschungsthema von Wissenschaftlern ist und somit auch mehr Interesse an den Daten besteht. Je genauer beobachtet wird, desto mehr Komplikationen können schließlich bei SARS-CoV-2 im Vergleich zu anderen Viren gefunden werden. Wiederum können Forschungsergebnisse, die bereits durch Influenza-Viren bekannt sind, auf SARS-CoV-2 übertragen werden und somit als Hilfestellung dienen. Beispielsweise könnte, ähnlich wie bei Influenza, das emotionale Wohlbefinden präventiv vor einem schweren Verlauf von COVID-19 schützen (Cohen et al., 2006). Dies wird auch dadurch denkbar, dass das Immunsystem eines Menschen an die eigenen Emotionen geknüpft ist und ebenso die Auswirkungen einer Infektionserkrankung an die Umstände der Infektion (Milieu) (D'Acquisto, 2017; Rouse & Sehrawat, 2010). Hier lässt sich auch der Leitsatz vom bekannten französischen Arzt, Chemiker und Pharmazeut Antoine Béchamp (1816-1908) einordnen: *„Die Mikrobe ist nichts, das Milieu ist alles!“* (Béchamp, zit. nach Schmiedel, 2020, S. 1).

Dennoch lässt sich über diese Studienergebnisse bisher nur spekulieren und abwarten, ob sie anhand von SARS-CoV-2 repliziert werden können. Jedoch muss *das Rad bei SARS-CoV-2 nicht neu erfunden werden.* Durch den strukturell gleichartigen Aufbau (z. B. die Lipidhülle) von SARS-CoV-2 (bzw. SARS-Viren) und Influenza sowie ähnliche epidemiologische Übertragungsmuster, lassen sich Gemeinsamkeiten konstatieren, die in der strategischen Überwindung der Pandemie als Vorinformationen genutzt werden können (Baral et al., 2021). Die aufgeführten psychosozialen und biologischen Risikofaktoren von

Tab. 1: Auflistung der relevanten Studien zur ersten Forschungsfrage durch die eigenständige systematische Literatursuche nach den Kriterien der Cochrane Deutschland Stiftung (Quelle: Eigene Darstellung).

Studie	Autor	Jahr	Veröffentlichung
Die politische Ökologie von Gesundheit. Zur Selbstreflexion der Kritik in der COVID- 19 Krise	K. Geiselhart	2020	Deutsche Gesellschaft für Geographie (DGfG)
The traps of calling the public health response to COVID-19 "an unexpected war against an invisible enemy"	E.N. Naumova	2020	Annals of Internal Medicine
Biopsychosocial Model of Health.	S.G. Taukeni	2020	Psychology and Psychiatry
Avoiding the Banality of Evil in Times of COVID- 19: Thinking Differently with a Biopsychosocial Perspective for Future Health and Social Policies Development	Leonardi et al.	2020	SN Comprehensive Clinical Medicine
What does it mean to be made vulnerable in the era of COVID-19?	Ahmad et al.	2020	The Lancet
Psychosocial Risk Factors, Noncommunicable Diseases, and Animal Models for COVID-19	Bartolomucci & Sapolski	2020	Biological Psychiatry
Stress resilience during the coronavirus pandemic	Vinkers et al.	2020	European Neuropsycho-pharmacology
SARS-CoV-2 infection pathogenesis is related to oxidative stress as a response to aggression.	Cecchini & Cecchini	2020	Medical Hypothesis
Oxidative Stress as Key Player in Severe Acute Respiratory Syndrome Coronavirus (SARS-CoV) Infection	Delgado- Roche & Mesta	2020	Archives of Medical Research
Lifestyle risk factors, inflammatory mechanisms, and COVID-19 hospitalization: A community- based cohort study of 387,109 adults in UK.	Hamer et al.	2020	Brain, Behaviour & Immunity
Lifestyle factors in the prevention of COVID- 19. Global Health	Lange & Nakamura	2020	Global Health Journal
Vitamin D deficiency aggravates COVID-19: systematic review and meta-analysis.	Pereira et al.	2020	Critical Review in Food Science and Nutrition
Effects of Vitamin D on COVID-19 Infection and Prognosis: A Systematic Review.	Yisak et al.	2021	Risk Management and Healthcare Policy
Post-COVID-19 Symptom Burden: What is Long-COVID and How Should We Manage It?	Sykes et al.	2021	Lung
The impact of nutrition on COVID-19 susceptibility and long-term consequences	Butler & Barrientos	2020	Brain, Behavior, and Immunity

Datenbank	Methode	Relevante Inhalte
-	Review	Das pathogenetische Modell wurde durch die medizinische Grundlagenforschung eingeschränkt; Eine Kritik an der COVID-19 Krise bedarf eines besonderen Verständnisses von Gesundheit.
ResearchGate	Review	Die "Kriegsrhetorik" im Zuge der COVID-19 Krise ist unangebracht und führt zu diversen Problemen (z.B. auf psychosozialer Ebene)
ResearchGate	Review	Das BPSK wird stetig erweitert und um Faktoren wie Mentale Gesundheit ergänzt
Springer Link	Review	Wirtschaftliche und gesundheitliche Interessen stehen im Widerspruch; Die Politik befindet sich im Spannungsfeld der Konflikte; Zukünftige Ansätze sollten psychosoziale Risikofaktoren berücksichtigen
ResearchGate	Review	Vulnerable Gruppen sollten durch die Fokussierung psychosozialer Faktoren gestärkt werden
PubMed.gov	Review	Psychosoziale Risikofaktoren (z.B. Stress) erhöhen die Anfälligkeit für die Pathogenese von COVID-19
PubMed.gov	Review	Bewältigungsstrategien wie Resilienz (Psychosozialer Faktor) tragen zur COVID-19-Prävention bei
PubMed.gov	Review	Die Pathogenese von COVID-19 steht in Verbindung mit oxidativem Stress (ROS) und Antioxidantmangel
PubMed.gov	Review	Die Pathogenese von COVID-19 steht in Verbindung mit oxidativem Stress (ROS) und Antioxidantmangel
PubMed.gov	Kohortenstudie	Die Veränderung des Lebensstils kann präventiv vor COVID-19 schützen
PubMed.gov	Review	Kontrolle des Körpergewichts, die Senkung der Raucherquote und die Begrenzung des Alkoholkonsums sind wichtige vorbeugende Maßnahmen.
PubMed.gov	Meta Analyse	Adäquate Vitamin-D-Serumspiegel korrelieren negativ mit der Pathogenese von COVID-19
PubMed.gov	System. Review	Der Öffentlichkeit wird die Aufrechterhaltung eines adäquaten Vitamin D-Spiegels empfohlen, um mit der Pandemie fertig zu werden.
Springer Link	Kohortenstudie	"Long-Covid" ist möglicherweise nicht primär auf den Erreger SARS-CoV-2 zurückzuführen, sondern auf biopsychosoziale Risikofaktoren
ResearchGate	Review	Ernährung mit viel gesättigten Fettsäuren, raffinierten Kohlenhydraten & Zucker kann die Immunabwehr gegen Viren schwächen, Grundkrankheiten fördern, die in Verbindung mit einem höheren Risiko für die Pathogenese von COVID-19 stehen & die Anfälligkeit für Langzeitfolgen erhöhen. Gesunde Ernährung kann dementgegen präventiv wirken.

COVID-19 verdeutlichen einmal mehr die Hypothese des BPSK, dass der Mensch autoregulative Selbstkompetenz besitzt. Zusammenfassend soll noch einmal auf das biopsychosoziale Gesundheitsmodell von Taukeni (2020) hingewiesen werden, welches einen guten Anhaltspunkt liefert, um psychosoziale und biologische Faktoren zu identifizieren und so das Risiko eines schweren COVID-19-Verlaufs oder Folgeschäden zu verringern. Folgend findet sich nun eine Übersichtstabelle mit den angeführten relevanten Studien und deren Inhalten zur Beurteilung von COVID-19 aus biopsychosozialer Perspektive.

3.4 Zweite Forschungsfrage: Wie sind die non-pharmakologischen Interventionen während der COVID-19-Pandemie in Deutschland aus biopsychosozialer Perspektive zu beurteilen?

Zur Beantwortung der zweiten Forschungsfrage soll eine Nutzen-Schaden-Abwägung entwickelt werden, die die Wirkungen und Nebenwirkungen der angeordneten NPIs darstellt. Zu Beginn soll kurz auf die Wirksamkeit non-pharmakologischer Maßnahmen eingegangen werden. Die Wirksamkeit von NPIs misst sich primär in der Verringerung von Infektions- und Erkrankungszahlen. Ob NPIs wirksam sind und ob sie einen höheren Nutzen aufweisen, als Schaden anrichten, soll dabei im Sinne des BPSK gegenübergestellt werden. Erst dieser Vergleich kann eine gleichmäßige Abwägung von biologischen, psychologischen und sozialen Risikofaktoren von NPIs gewährleisten. Anders als bei der ersten Forschungsfrage, wird die zweite Forschungsfrage nur auf Deutschland bezogen. Dies führt dazu, dass etwaige Studien über die Wirksamkeit und biopsychosozialen Folgen non-pharmakologischer Interventionen aus anderen Ländern nicht in die Bewertung einfließen können. Allerdings listet selbst das RKI zum Beleg der Wirksamkeit lediglich ein Rapid-Review von Studien aus verschiedenen Ländern auf, um die Wirksamkeit von NPIs zu bestätigen (Robert Koch-Institut, 2020e). Dies ist für die Beantwortung der zweiten Forschungsfrage dieser Masterarbeit unzureichend. Die Reproduzierbarkeit bzw. Übertragbarkeit von Studien aus anderen Ländern auf Deutschland ist nicht zweifelsfrei möglich. Vorab muss ebenso die Frage geklärt werden, ab wann NPIs in Deutschland eingesetzt werden: Die Umsetzung der NPIs ist abhängig von epidemiologischen Kennwerten, welche das RKI sammelt und in einem täglichen Lagebericht veröffentlicht (Robert Koch-Institut, 2021f). Anfänglich wurde noch die Reproduktionszahl genutzt, um die Anzahl der täglichen Neuinfektionen mit SARS-CoV-2 zu bestimmen, inzwischen dient hierfür die 7-Tage-Inzidenz. Eine kurze Beschreibung beider Werte:

- **Reproduktionszahl:** Beschreibung, wie viele Personen gemittelt durch eine Person angesteckt werden: R > 1 = steigende Anzahl täglicher Neuinfektionen; R < 1 = sinkende Anzahl, R = 1, Anzahl bleibt konstant
- **7-Tage-Inzidenz:** Neuinfektionen pro 100.000 Personen der letzten 7 Tage

Ob die 7-Tage-Inzidenz als maßgeblicher Kennwert zur Umsetzung von NPIs während der COVID-19-Pandemie in Deutschland geeignet ist, bezweifeln auch mehrere renommierte Experten. Klaus Stöhr, ehemaliger Leiter des Globalen Influenza und Pandemievorbereitungsprogrammes der WHO Genf und Detlev Krüger, Leiter des Instituts für Virologie der Charité Berlin bis 2016, rieten dringend bei der Entwicklung des Infektionsschutzgesetzes im April 2021 von der 7-Tage-Inzidenz als Bemessungsgrundlage ab. Sie rieten zur Beobachtung der täglichen Anzahl der COVID-19 bedingten intensivstationären Neuaufnahmen für die Umsetzung von NPIs (Frag den Staat, 2021). Eine ähnliche Ansicht teilt auch Prof. Dr. Gérard Krause, Leiter der Epidemiologie am Helmholtz-Zentrum für Infektionsforschung (HZI) in Braunschweig (Keilmann, 2021). Schließlich war der ursprüngliche Grund für das Ausrufen der Epidemie von nationaler Tragweite seitens der Bundesregierung die Verhinderung der Überlastung des Gesundheitssystems (Bundesregierung, 2021a). Eine Überlastung des Gesundheitssystems war jedoch aus folgendem Grund während der bisherigen Höhepunkte des Infektionsgeschehens in Deutschland nicht zu beobachten (s. Abb. 4, S. 31): Täglich erfasst das DIVI-Intensivregister die freien und belegten Behandlungskapazitäten in der Intensivmedizin von etwa 1.300 Akut-Krankenhäusern. So gab es in KW 51 2020 die meisten Neuinfektionen pro Woche in Deutschland. Zwei Wochen später, am 3. Januar 2021 (KW 53), wurden mit 5.745 intensivmedizinisch behandelten erwachsenen COVID-19-Patienten die höchste bisherige Auslastung des Gesundheitssystems während der COVID-19-Pandemie gemessen. Während der dritten Welle kam es am 27. April 2021 bundesweit zu einem maximalen Anstieg auf 5.050 intensivmedizinisch behandelter Patienten. Die Anzahl freier Betten (ca. 3.000–4.000) und die Anzahl belegter Betten (19.000–21.000) blieb dennoch seit Dezember 2020 bis Mai 2021 etwa konstant (DIVI-Intensivregister, 2021).

Zu einer ähnlichen Auswertung gelangen auch Schrappe et al. (2021) in ihrer Adhoc-Stellungnahme vom 16. Mai 2021. Sie schreiben: *„Im Jahr 2020 wurden zur Behandlung von CoViD-19- Patienten durchschnittlich 2 % der stationären und 4 % der intensivmedizinischen Kapazitäten – bei deutlichen Differenzen in zeitlicher und räumlicher Hinsicht – genutzt. […] Eine fachliche Fundierung der offiziellen Kampagne und der Interventionen einiger Fachgesellschaften, die auf der individuellen Angst vor nicht möglicher Aufnahme auf Intensivstation basiert, kann daher nicht abgeleitet werden.“* (Schrappe et al., 2021, S. 4). Ein weiteres Problem sei, dass nicht genügend Daten zu Komorbiditäten von COVID-19-Patienten zur Verfügung stehen, weswegen es nicht möglich sei die Intensivpflichtigkeit wegen oder mit COVID-19 festzustellen. Ergänzend dazu sah Francesco De Meo, Chef von Deutschlands größter Krankenhauskette Helios, im April 2021 im Gegensatz zum Verband der Intensivmediziner auch auf dem Höhepunkt der dritten Welle keinen Grund zur Panik bezüglich der Neuaufnahme von COVID-19 Patienten. Volle Intensivstationen habe es laut ihm auch vorher schon gegeben: *„Wir kennen das Krankenhausgeschehen generell und in allen Facetten, und das nicht erst seit Beginn dieser Pandemie.“* (Balzter & Kopplin, 2021). Unterschiede in der Wahrnehmung resultieren laut De Meo aus der unterschiedlichen Bewertung der Fakten. Im Juli 2021 bekräftigt De Meo trotz möglicher besorgniserregender Virusvarianten (VOC) seine Ansicht und rät zu anderen Bemessungsgrundlagen als die 7-Tage-Inzidenz (Ettel, 2021).

Das RKI gibt im Situationsbericht grundsätzlich Empfehlungen an die Bundesregierung zur Umsetzung von NPIs. In der Risikobewertung des Situationsberichtes vom 18. April schätzte das RKI die Gefährdung für die Gesundheit der Bevölkerung und das Gesundheitssystem in Deutschland kontrastierend zu De Meo als insgesamt als sehr hoch ein. Mit besonderem Verweis auf die Verbreitung von VOCs bzw. Virusmutationen (speziell Variante B.1.1.7 soll laut RKI eine erhöhte IFR aufweisen) soll eine konsequente Umsetzung kontaktreduzierender Maßnahmen und Schutzmaßnahmen zur Eindämmung von Infektionsketten umgesetzt werden. Die Anordnung von NPIs blieb bis zur Umsetzung des neuen Infektionsschutzgesetzes am 24. April den Bundesländern vorbehalten. Seit dem 24. April wird durch die Bundesregierung einheitlich vorgegeben, ab welcher 7-Tage-Inzidenz welche NPIs durchgesetzt werden müssen, da vermehrte Todesfälle durch die VOC erwartet wurden. Neben der 7-Tage-Inzidenz als Bemessungsgrundlage lässt sich ebenso kritisieren, dass die Inzidenzwerte teilweise scheinbar willkürlich gewählt wurden: So sollen beispielsweise ab einer 7-Tage-Inzidenz von 165 in einer bestimmten Region alle Schulen im jeweiligen Bundesland schließen (Bundesregierung, 2021b). Auch der Grund für das neue Infektionsschutzgesetz, die VOC, weist keine wissenschaftliche Grundlage auf: Variante B.1.1.7 wurde in zwei unabhängigen englischen Studien, eine Auswertung von Sterbedaten der britischen Corona-App von Graham et al. (2021) und eine Kohortenstudie von Frampton et al. (2021), als ansteckender, nicht aber als tödlicher (IFR) identifiziert. Ebenso ist bemerkenswert, dass, soweit bekannt, vor der Durchsetzung des Infektionsschutzgesetzes keine umfängliche Nutzen-Schaden-Abwägung mit spezieller Berücksichtigung von biopsychosozialen Risikofaktoren durch das Bundesgesundheitsministerium (BMG) oder durch das RKI erfolgte. Da eine Nutzen-Schaden-Abwägung jedoch unabdinglich ist, um das weitere Vorgehen während der COVID-19-Pandemie zu planen, soll dies nun folgend näher behandelt werden. Von den zahlreichen im Exposé genannten NPIs sollen nun insbesondere die Wirksamkeit und biopsychosozialen Auswirkungen des Lockdowns, der Teststrategie und der Pflicht eines Mund-Nasen-Schutzes behandelt werden.

Bisher konnten nur prospektive Modellrechnungen darlegen, dass der Lockdown in Deutschland effektiv gewesen ist (Aravindakshan, 2020; Braun et al., 2020). Retrospektive Analysen über die Effektivität von Lockdowns bzw. Lockerungen in Deutschland sind nur vereinzelt zu finden, obwohl diese eine wesentlich stärkere Evidenz liefern als Modellrechnungen. Eine solche retrospektive Analyse stammt beispielsweise von Körner & Weber (2021). Die Autoren stellen fest, dass eine vorsichtige schrittweise Öffnung von Schulen und Kindertagesstätten nicht mit einer erhöhten Prävalenz von COVID-19 bei Kindern und Jugendlichen verbunden war. Eine weitere retrospektive Analyse stammt von Wieland (2020). In Bezug auf die *„erste Welle"*, ein Terminus, der erst seit der COVID-19-Pandemie verwendet wird und die zyklische bzw. saisonale Verbreitung von Erregern beschreibt, lässt sich laut Wieland keine signifikante Wirksamkeit der genannten Maßnahmen beweisen. Retrospektive Analysen über die Effektivität des Lockdowns gegenüber *„der zweiten Welle"* waren in Deutschland bis zu dem Zeitpunkt noch nicht vorhanden. Wielands Untersuchung legt nahe, dass ein Rückgang der SARS-CoV-2 Infektionen mit freiwilligen Verhaltensänderungen und Aufhebung von Massenveranstaltungen zusammenhängt. Somit käme es laut Wieland auch ohne die genannten NPIs im März bis Mai 2020 zu keinem exponentiellem Wachstum an SARS-CoV-2 Infektionen und auch eine postulierte Überlastung des Gesundheitssystems durch zunehmende COVID-19-Fälle wurde nicht beobachtet. Die Reproduktionszahl lag bereits vor dem 23. März 2020 (Beginn des ersten Lockdowns) unter 1. Ähnliche Ergebnisse erörtern Forscher der Ludwig-Maximilians-Universität München im retrospektiven CODAG-Bericht Nr. 16 auch für den Teillockdown im November 2020, für die Verschärfungen im Dezember 2020 und für die „Bundesnotbremse" im April 2021 anhand des R-Wertes. Der Vorteil des R-Wertes gegenüber der 7-Tage-Inzidenz liegt laut den Forschern daran, dass positive Befunde und inkonsistente Testvolumina den Messwert nicht beeinflussen (Kauermann, Küchenhoff & Berger, 2021). Wieland gibt zusätzlich in seiner Arbeit zu bedenken, dass es methodische Probleme bei der Bewertung der Auswirkungen von NPIs gibt, wodurch die Ergebnisse erheblich beeinflusst werden können. Dazu zählen, dass realistische Infektionsdaten aufgrund der Dunkelziffer an Infizierten nicht aus den offiziellen Daten hervorgehen und, dass für quantitative Untersuchungen anhand der 7-Tage-Inzidenz konstante Testvolumina erforderlich wären: *„Eine Zunahme (oder Abnahme) der Tests kann zu einer künstlichen Zunahme (oder Abnahme) der gemeldeten Infektionen führen"* (Wieland, 2020, S. 8).

Seit Beginn der Pandemie nimmt die Anzahl an SARS-CoV-2-PCR-Tests in Deutschland immer weiter zu. Während in Kalenderwoche 11 im Jahr 2020 noch 128.008 SARS-CoV-2-PCR-Tests durchgeführt wurden, steigerte sich die Anzahl Tests pro Woche auf 374.534 (KW 12), 512.969 (KW 27), 719.476 (KW 27), 1.034.449 (KW 34) und 1.634.729 (KW 45). Im Jahr 2021 werden bisher etwa 1,1 bis 1,3 Millionen Personen wöchentlich in Deutschland mit einem RT-PCR-Test getestet (Robert Koch-Institut, 2021c). Zusätzlich werden Antigen-Schnelltests zur Diagnose einer SARS-CoV-2 Infektion genutzt, auch wenn diese eine erheblich geringere Sensitivität aufweisen (Robert Koch-Institut, 2020b). Fällt ein Antigen-Schnelltest positiv aus, lautet die Anweisung des Gesundheitsministeriums, sich in Quarantäne zu begeben und einen RT-PCR-Test zu machen (Bundesgesundheitsministerium, 2021). Ein aktualisiertes Review der Cochrane Deutschland Stiftung kommt zum Ergebnis, dass Antigen-Schnelltests für symptomatische Verläufe besser geeignet sind als für asymptomatische. Außerdem scheint es große Unterschiede bezüglich der Testqualität verschiedener Hersteller zu geben. Nicht viele Antigen-Tests würden die Mindeststandards der WHO einhalten. Die Autoren des Reviews schreiben: *„In einer Population von 1000 Personen mit Symptomen, von denen 50 Personen tatsächlich COVID-19 haben, kann man mit diesen Schnelltests erwarten, dass etwa 40 Personen korrekt als COVID-19-Infizierte identifiziert werden und zwischen 6 und 12 Fälle von COVID-19 übersehen werden. Zwischen 5 und 9 der positiven Testergebnisse würden sich bei einer Überprüfung als falsch positiv herausstellen."* (Dinnes et al., 2021, S. 1)

Das Infektionsgeschehen als einzigen Marker innerhalb der Pandemie zu nutzen, kann aus biopsychosozialer Perspektive bereits kritisiert werden. Und dies nicht nur aufgrund der einseitigen biologischen Betrachtung, sondern auch wegen der inadäquaten Abbildung des Infektionsgeschehens. Die Genauigkeit der Antigen-Schnelltests, eine Zunahme der SARS-CoV-2-RT-PCR-Testkapazität und entsprechende Falsch-Positive Fehlerquoten vom RT-PCR-Test sowie die Dunkelziffer an Infizierten könnten die Daten des Robert Koch-Instituts über das Infektionsgeschehen stark verzerren. Die Fehlerquote des RT-PCR-Tests sei an dieser Stelle hervorgehoben: Roy (2021) nimmt eine Fehlerquote von 0,3–3 % an. In Abbildung 4 (S. 31) wird exemplarisch mit einer Fehlerquote von 1 % und 3 % gearbeitet. Die Fehlerquote des RT-PCR-Tests könnte jedoch noch höher liegen: Xiao et al. (2020) geben eine Falsch-Positiv-Rate des RT-PCR-Tests von bis zu 30 % in einer Studienpopulation von 301 COVID-19-Patienten an, was vom verwendeten CT-Wert (cycle-threshold-Wert- bzw. Schwellenwertzyklus) unter 35 als Mengenmaß vorhandener Virus-RNA abhängig sein könnte. Um zukünftige Messungenauigkeiten zu vermeiden, ist es unabdingbar einheitliche wissenschaftliche Standards einzuführen, an die sich alle auswertenden Labore halten. Nur so kann die nationale Teststrategie effizient begründet und umgesetzt werden (s. S. 33).

Abb. 4 (rechts): Das erste Diagramm zeigt die durchgeführten SARS-CoV-2-RT-PCR-Tests und die Positiv-Getesten-SARS-CoV-2-Fälle in Kontrast zur angenommenen Fehlerquote von 1 % und 3 %. Das zweite Diagramm stellt nur die Positiv-Getesteten und die potentielle Fehlerquote von 1 % und 3 % gegenüber. Bei einer potentiellen Fehlerquote von 1 % übersteigt die mögliche Falsch-Positiv-Rate die Positiv-Getesteten-Fälle in Kalenderwoche 33–37, während bei einer potentiellen Fehlerquote von 3 % die Falsch-Positiv-Rate die Positiv-Gemeldeten-Fälle von Kalenderwoche 19–41 übersteigt. Zu beachten sind hierbei auch saisonale Gegebenheiten wie z. B. die Temperatur, wodurch sich Viren schlechter verbreiten können, sodass kaum Infektionsgeschehen stattfindet. Der Anstieg der gemeldeten SARS-CoV-2-Fälle vollzieht sich primär während der typischen Kalenderwochen der Influenzasaison (KW 40–20). Außerhalb der Influenzasaison (KW 20–40) scheint der Nutzen der SARS-CoV-2-RT-PCR-Tests aufgrund der Fehlerquote als beschränkt, da sich die möglichen Falsch-Positiven-Testergebnisse häufen und das Infektionsgeschehen verzerren können (s. KW 20/2021). Aber auch während der Influenzasaison scheint die Menge an durchgeführten RT-PCR-Tests mit der Menge an Positiv-Getesteten zu steigen: Je mehr getestet wird, desto mehr SARS-CoV-2-Infektionen und COVID-19-Fälle, aber auch Falsch-Positive werden detektiert
(Quelle: Eigene Darstellung, Daten vom Robert Koch-Institut, 2021c).

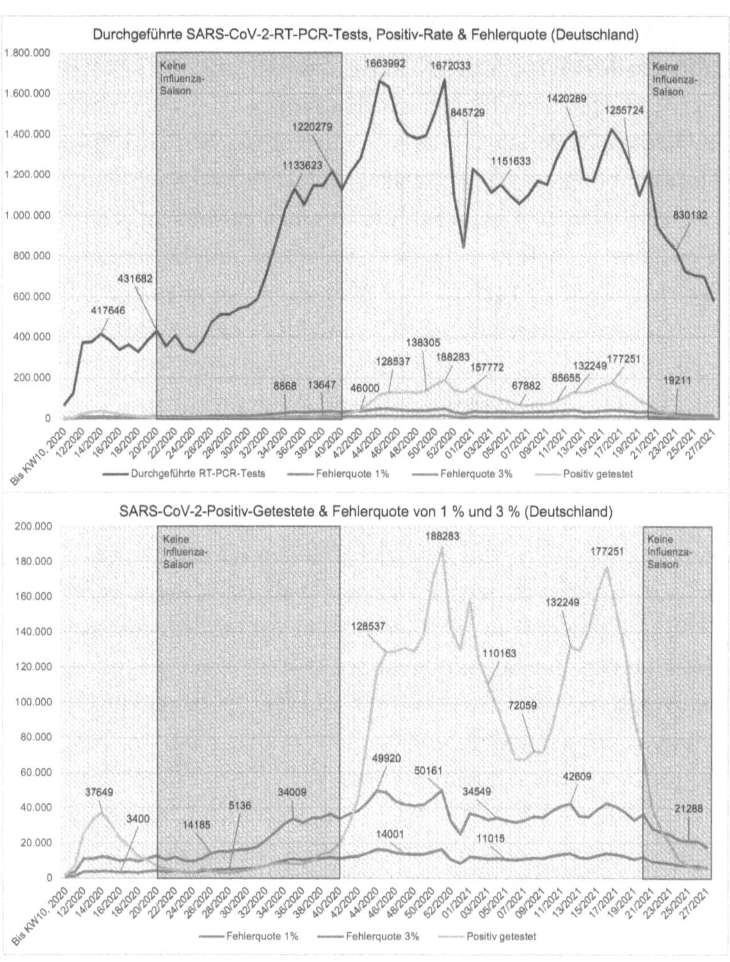

Das Deutsche Netzwerk für Evidenzbasierte Medizin e. V. kritisierte im Oktober 2020 in einer öffentlichen Stellungnahme die derzeitige Teststrategie aufgrund von fehlender wissenschaftlicher Evidenz. Während der SARS-CoV-2-RT-PCR-Test von den meisten Ländern der Welt genutzt würde und als diagnostisch zuverlässig gelte, um eine Infektion festzustellen, fragt das EbM aus welchen Gründen in Deutschland Tests durchgeführt werden und zu welchen Konsequenzen die Testergebnisse führen würden. Insbesondere auf die nicht ausreichend hohe Sensitivität (CT-Wert) und die hohe Rate an asymptomatisch Infizierten wird dabei hingewiesen. Schnuriger et al. (2021) führen in ihrer Forschungsarbeit auf, dass ein SARS-CoV-2-RT-PCR-Test nicht oder nur bedingt feststellen kann, wie infektiös eine Person ist. Tatsächlich konnte bisher auch nur unzureichend belegt werden, dass asymptomatische Menschen so infektiös sind, wie symptomatische Personen. Zu diesem Schluss kommen auch Stang et al. im Mai 2021, sieben Monate nach der EbM-Stellungnahme. Das Forscherteam der Medizinischen Fakultät Duisburg-Essen hat in einer Studie RT-PCR-Tests von insgesamt 162.457 Individuen ausgewertet und dabei festgestellt, dass die Aussagekraft eines positiven RT-PCR-Tests zur Infektiosität einer asymptomatischen Person nicht ausreicht. Vielmehr sollen auch andere Parameter wie die Mortalität in der politischen Entscheidungsfindung berücksichtigt werden. Asymptomatische Personen scheinen nur untergeordnet zum Infektionsgeschehen beizutragen und eher eine sehr kurze Infektiosität aufzuweisen (Zhang et al., 2020; Slifka & Gao, 2020; Zhou et al., 2020; Savvides & Siegel, 2020). Außerdem konnte bisher nicht belegt werden, dass asymptomatische Personen andere Personen in dem Maße anstecken, dass sie Symptome entwickeln bzw. an COVID-19 erkranken. Hierbei soll noch einmal darauf hingewiesen werden, dass, wie bereits im Exposé beschrieben, nicht zwischen COVID-19-Fall und asymptomatisch SARS-CoV-2-Infiziertem unterschieden wird, obwohl dies dringend notwendig wäre. Dabei ist die Prämisse, dass asymptomatische Personen infektiös sind und nicht nur zur Ansteckung beitragen, sondern bei Personen zur Entwicklung von COVID-19 beitragen, der Grund für die nationale Teststrategie mit dem RT-PCR-Test und den politisch angeordneten Maßnahmen. Der RT-PCR-Test wäre laut Schnuriger et al. (2021) zwar als Gold-Standard unter den Diagnosemethoden zu bewerten, jedoch müsse die Methode bzw. Technik (der RT-PCR-Zyklusschwellenwert) an die Situation und den Patienten angepasst und entsprechend interpretiert werden. Auch die WHO betont inzwischen die vorsichtige Interpretation von SARS-CoV-2-PCR-Tests, nachdem die Organisation am 20. Januar 2021 ihre Test-Richtlinien änderte (Weltgesundheitsorganisation, 2021). Nun solle der Schwellenwert, ab dem ein Testergebnis als positiv gilt, manuell an den Patienten angepasst werden. Wenn ein Patient symptomlos ist, das Ergebnis des Tests jedoch positiv, solle der Patient nochmal getestet werden. Außerdem erinnert die WHO daran, dass sich die Wahrscheinlichkeit einer SARS-CoV-2-Infektion mit einer geringen Häufigkeit an Erkrankungen beim Patienten verringert. Zusätzlich zum SARS-CoV-2-RT-PCR-Test seien laut WHO weitere Diagnosemethoden und die Interpretation durch den zuständigen Arzt notwendig. Demnach kann aus diesen Ausführungen die berechtigte Kritik des EbM auch durch die WHO konstatiert werden.

Weiterhin kritisiert das EbM, dass die Infektionszahlen, ausgehend von der Erfindung des SARS-CoV-2-PCR-Tests (Corman et al., 2020), als Grundlage von der Politik genutzt werden, um NPIs zu erlassen. Maßgebend für derartige immense Eingriffe in das gesellschaftliche Leben sollten jedoch die COVID-19-Erkrankungszahlen sein (EbM, 2020). Insgesamt folgert das EbM in seiner Stellungnahme bei einem Vergleich internationaler systematischer Reviews, dass es wenig belastbare Evidenz gibt, die beweist, dass NPIs signifikant die Gesamtmortalität verringern. Wie bereits erwähnt, gestaltet es sich dagegen als schwierig, NPIs verschiedener Länder miteinander zu vergleichen. Die jeweiligen Länder verfügen über verschiedene Gegebenheiten (Besiedlungsdichte, Bevölkerungsverhalten, Klima etc.), weshalb NPIs verschiedene Wirksamkeiten aufweisen. Seit Beginn der Komplexitätsforschung (Chaos-Theorie) ist zudem hinlänglich bekannt, dass bei komplexen Modellrechnungen kleinste Veränderungen immense Auswirkungen auf das Ergebnis haben können (Oestreicher, 2007). Die Bevölkerungsgesundheit, aber auch Übertragungswege von Infektionserkrankungen, lassen sich eben aufgrund des komplexen und dynamischen Verhaltens von Gesellschaften, dazu zählen sozioökonomische, kulturelle, ökologische und behaviorale Faktoren, nur schwer modulieren (Sniehotta et al., 2017; Demongeot et al., 2014; Funk, Salathé & Jansen, 2010). Bisherige Modellrechnungen über die exponentielle Verbreitung des Erregers SARS-CoV-2 wie vom Imperial College in London ohne Eindämmungsmaßnahmen und die darauffolgende horrende Anzahl von 40 Millionen Todesopfern, welche durch die Lungenerkrankung COVID-19 verursacht werden soll (Walker et al., 2020), sind entsprechend der Komplexitätsforschung als wissenschaftlich nicht valide einzustufen und haben sich auch noch nie bewahrheitet. Auch Modellrechnungen des RKI in Zusammenhang mit VOC (B.1.1.7) zeigen in diesem Zusammenhang die Fehlerhaftigkeit von Prognosen über die Verbreitung von SARS-CoV-2 und die Auslastung des Gesundheitssystems (Robert Koch-Institut, 2021d). Zudem muss die Frage gestellt werden, ob solche Modellrechnungen nicht potentiell einen negativen Effekt auf die Soziodynamik haben, da sich Aussagen wie *„730.000 Tote in Deutschland ohne NPIs bis zum Ende des Sommers 2021“* (Barbarossa et al., 2020, S. 18) innerhalb der COVID-19-Pandemie als psychosoziale Risikofaktoren herausstellen können.

Das BPSK greift den Aspekt der Soziodynamik ebenfalls durch die in das Modell integrierte Systemtheorie auf. Durch die intrinsische und extrinsische Kommunikation verschiedener komplexer Systemebenen wird eine vollständige Erfassung der Dynamik nahezu unmöglich. Das Präventionsparadox reicht hier als Erklärung für die Diskrepanz zwischen Modellrechnung und Wirklichkeit nicht aus. Dies ist jedoch auch gar nicht unbedingt notwendig, wenn die analoge Funktionsweise verschiedener Wissenschaftsbereiche verstanden wird. Das BPSK lehrt, dass der massive Eingriff in Soziodynamiken nicht ohne Konsequenzen bleibt, denn kommt es auf gesellschaftlicher Ebene zu Störungen, wird dies auch die anderen Wissenschaftsbereiche betreffen (Beziehungen, Menschen, Gewebe, Moleküle usf.). Einschränkungen des täglichen Erlebens und Arbeitens von Menschen innerhalb der Gesellschaft und Umwelt sind demnach prädestiniert, biopsychosoziale Folgen zu produzieren.

Dennoch gibt es bisher wenige wissenschaftliche Untersuchungen zu den indirekten Schäden der non-pharmakologischen Maßnahmen während der COVID-19-Pandemie, wie das EbM herausgestellt hat. Bisher ist über indirekte Schäden bekannt, dass es durch die Bereithaltung von Krankenhaus- und Intensivbetten zu Versorgungsengpässen gekommen ist, obwohl diese Ressourcen selbst auf dem Höhepunkt der COVID-19-Pandemie nicht gebraucht wurden (EbM, 2020). Dies hat sehr wahrscheinlich sogar zu einem Abbau von

Ressourcen im Gesundheitswesen geführt und viele Krankenhäuser mussten, wie das Ärzteblatt ausführt, während der COVID-19-Pandemie für etwa 400.000 Beschäftigte Kurzarbeit anmelden, da eine zu geringe Auslastung stattfand (Ärzteblatt, 2020). Im Jahr 2020 wurden während Kalenderwoche 1 bis 22, das heißt während des ersten Lockdowns in Deutschland, 13 % weniger Hospitalisierungen in der Notfallambulanz als im Vergleichszeitraum 2019 registriert (Slagman et al., 2020). Insbesondere die Behandlung von Patienten mit akutem Herzinfarkt sank erheblich. Der Rückgang der Aufnahmen an Herzinsuffizienz, Schlaganfall, Cholelithiasis, Rückenschmerzen & Co. deutet auf Verzögerungen bei der Notfallversorgung in Deutschland hin (Jaehn et al., 2021). Der größte Krankenhausbetreiber in Deutschland Helios, kommt zu dem Ergebnis, dass während der COVID-19-Pandemie 29-38 % weniger Fälle an Herzinsuffizienz in den Notaufnahmen registriert wurden als vor der COVID-19-Pandemie, d. h. ca. jeder dritte Patient mied die Notaufnahme. Gleichzeitig kamen die Patienten laut Studienleiter Prof. Dr. Dr. Andreas Bollmann deutlich kränker in die Helios-Kliniken. Vermutet wird, dass die Patienten Angst vor einer Ansteckung mit COVID-19 hatten (Bollmann et al., 2020; Menzel, 2020).

Angst kann einen immensen psychosozialen Risikofaktor darstellen. Während akute Angst als natürliche physiologische Funktion zur Aktivierung des Sympathikus über die Hypothalamus-Hypophysen-Nebennierenrinden-Achse (HPA-Achse) verstanden werden kann, um den bekannten Kampf-Flucht-Instinkt des Menschen zu aktivieren, löst chronische Angst im menschlichen Körper negativen Stress (Distress) durch die übermäßige Ausschüttung von Stresshormonen wie Cortisol und Adrenalin aus (Dhabhar, 2018; Goldstein, 2010). Salleh (2008) schreibt in diesem Kontext, dass Studien eingängig die gegensätzlichen Wirkungen von akutem und chronischen Stress auf das Immunsystem zeigen konnten: Akuter Stress stärkt das Immunsystem und chronischer Stress schwächt es, wodurch sich letztlich sogar vermehrt Krankheiten manifestieren könnten. Das Konzept von Stress ist auch aus biopsychosozialer Perspektive höchst relevant, weil die Wirkweise von Stress auf allen drei Ebenen des BPSK semantisch verstanden werden kann. Mangelnde Anpassung an Stressoren, beispielsweise durch fehlende Ressourcen, kann letztlich auf psychologischer Ebene zu Angst oder Depressionen führen, auf sozialer Ebene zu einer negativen Beziehungsqualität und auf biologischer Ebene zu körperlichen Krankheiten bzw. Schmerzen (Papadimitriou, 2017). Insofern kann Angst vor einer Ansteckung mit SARS-CoV-2 alle drei Ebenen des BPSK durch die Stressreaktion negativ beeinflussen. Diverse Forschergruppen kommen inzwischen auch zu dem Schluss, dass NPIs wie Lockdowns und Kontaktbeschränkungen in Deutschland vermehrt zu Gewalt, Angst, Distress, depressiven Symptomen, verringerter Autonomie, verminderter Beziehungsqualität, und allgemein schlechterer mentaler Gesundheit, insbesondere auch bei Kindern und Jugendlichen, beigetragen haben (Schwinger et al. 2020; Rothe et al., 2021; Peters et al., 2020, Bäuerle et al., 2020; Jung et al. 2020b). Weiterhin lässt sich aufgrund des Lockdowns eine sogenannte *„Pandemie-Erschöpfung" (pandemic-fatigue)* feststellen, bei der Menschen, je länger sie dem Lockdown unterliegen, immer stärkere psychologische Schäden erleiden (Moradian et al., 2021). Eine umfassende Darstellung und Auflistung der Ergebnisse der Autoren findet sich in Tabelle 2 (s. S. 42). Da der derzeitige Lockdown inzwischen seit November 2020 (mit einigen Unterschieden zwischen den Bundesländern) anhält, Kontaktbeschränkungen sogar noch länger, wird das Ausmaß des biopsychosozialen Schadens vermutlich erst nach der Aufhebung der NPIs umfassender sichtbar. Bei einer Nutzen-Schaden-Abwägung von NPIs ist insbesondere auch die Beziehung zwischen den verschiedenen Ebenen des BPSK zu berücksichtigen, da, wie eingangs erwähnt, Störungen auf einer Ebene auch zu Störungen auf anderer Ebene führen. Damit könnten sich NPIs wie Lockdowns durchaus als kontraproduktiv herausstellen, da eine Störung des psychischen Wohlbefindens auch zu einem schlechteren Immunsystem und somit zu einem erhöhten Risiko für einen schweren Verlauf mit COVID-19 oder Langzeitfolgen beitragen könnten.

Abschließend zur zweiten Forschungsfrage soll noch die Pflicht eines Mund-Nasen-Schutzes aus biopsychosozialer Perspektive betrachtet werden. Aufgrund des international übereinkommenden

Ziels, die Infektionszahlen zu senken, wurden diverse Studien weltweit publiziert, welche den Nutzen von MNS untersuchen konnten. Studien, die sich auf Deutschland beziehen, sind bisher nur vereinzelt zu finden, darum soll vorab auch ein kurzer Einblick in internationale Studien gegeben werden, wenn auch mit Hinblick auf die Bedeutung für Deutschland. So lasse sich laut dem systematischen Review und Meta-Analyse von Liang et al. (2020) eindeutig feststellen, dass medizinische Atemschutzmasken (OP-, N95- & FFP-Masken) einzelne Personen in randomisierten Versuchen und Beobachtungsstudien effektiv vor der Verbreitung von SARS-CoV-2-Aerosolen schützen und das Risiko einer Infektion mit dem Atemwegsvirus um bis zu 80 % senken. Li et al. (2020) geben in ihrem systematischen Review und Meta-Analyse mit 70 % einen ähnlichen Wert an. Liang et al. (2020) beziehen sich dabei insbesondere auch auf eine epidemiologische Analyse von Cheng et al. (2020), welche verschiedene Länder (darunter auch Deutschland), die eine Pflicht zum MNS erlassen haben, mit Ländern vergleicht, die keine solche Pflicht erlassen haben. In diesem Vergleich konnte gezeigt werden, dass „Community-Masken" (gesellschaftlich übergreifendes Masken-Tragen) effektiv sind, um die COVID-19-Pandemie zu kontrollieren. Laut den Autoren konnte durch die verringerte Emissionsmenge von infiziertem Speichel und Atemtröpfchen bzw. Aerosolen das Risiko einer COVID-19 Erkrankung nach einer Infektion mit SARS-CoV-2 durch Personen mit subklinischem oder mildem COVID-19 verringert werden. Demgegenüber wird in einem neueren systematischen Review und Meta-Analyse von Nanda et al. (2021) darüber berichtet, dass es nur begrenzte präklinische und klinische Beweise für den Nutzen der Gesichtsmaske bei SARS-CoV-2 gibt. Es bedürfe weiterer *„randomisierter kontrollierter Studien, um die Wirksamkeit von chirurgischen Masken und Stoffmasken bei der Übertragung von SARS-CoV-2 […] zu untersuchen"* (Nanda et al., 2021, S. 1). Hier sei auch eingehend auf den Unterschied zwischen *„Alltagsmasken"* bzw. *„Stoffmasken"*, welche bis zu den neuen Beschlüssen von Bund und Ländern im Januar 2021 verpflichtend waren, und klinischen Masken (OP-, FFP2 & FFP3-Masken), welche seit Januar 2021 in Deutschland getragen werden müssen, hingewiesen. Ein MNS wird laut RKI in bestimmten Situationen im öffentlichen Raum empfohlen und durch die deutsche Bundesregierung vorgeschrieben, um die Verbreitung der Erkrankung COVID-19 zu verringern (Robert Koch-Institut, 2021a). Dabei gibt es jedoch, wie auch aus den beiden genannten Meta-Analysen hervorgeht, teils erhebliche Unterschiede und Limitationen in der Evidenz zum Tragen von Atemschutzmasken. Schulze-Röbbecke, Reska und Lemmen (2020) schreiben in ihrem Review, dass Träger von OP-Masken andere Personen vor Atemwegsinfektionen schützen, die durch Tröpfchen übertragen werden, während Atemschutzmasken (FFP2- und FFP3-Masken) auch den Träger vor Atemwegsinfektionen, die aerogen (durch Aerosole) übertragen werden, schützen. Gleichzeitig schreibt die deutsche Forschergruppe, dass aufgrund der bisherigen Daten keine Empfehlung zum Tragen von Mund-Nasen-Masken für die Öffentlichkeit gegeben werden kann, vielmehr seien aufgrund der vermehrten Übertragung von SARS-CoV-2 durch Schmierinfektionen und Tröpfchen ausreichende Händehygiene und OP-Masken für Mitarbeiter im Gesundheitsweisen und Risikogruppen notwendig. Diese Annahme wird auch durch das Literaturreview von der Schweizer-Forschergruppe Sommerstein et al. (2020) bestätigt, welches einen gleichartigen Schutz vor SARS-CoV-2 von OP-Masken und FFP2-Masken bestätigt. Aus den Fallzahlen zu SARS-CoV-2-Infektionen des Robert Koch-Instituts lässt sich bisher auch kein nennenswerter Rückgang durch die vermehrte Verwendung von FFP2-Masken gegenüber OP-Masken in Deutschland feststellen, bisher wurden dazu jedoch auch noch keine Studien publiziert.

Eine Studie von Mitze et al. (2020) konnte einen Rückgang der Fallzahlen durch Masken-Pflicht (Baumwoll-Masken) in Jena (Deutschland) mit Daten vom RKI während der ersten Welle im April um bis zu 75 % nach 20 Tagen feststellen. Andere Regionen in Deutschland, welche ebenfalls in diesem Zeitraum eine Masken-Pflicht einführten, haben laut den Forschern einen Rückgang der Fallzahlen um bis zu 45 % verzeichnet. Dennoch bleibt die Frage offen, ob sich dieser Effekt kausal auf die Masken-Pflicht oder auf freiwillige Verhaltensänderungen und andere NPIs zurückführen lässt. Die Methodik der

Studie lässt sich als eingeschränkt betrachten, da keine direkte Kontrollgruppe zur Verfügung stand, sondern lediglich Vorher-Nachher-Werte verglichen wurden. Zudem sind aufgrund langanhaltender medizinischer Masken-Pflicht und anderer NPIs in Deutschland, während der zweiten bzw. dritten Welle kaum Aussagen über die Wirkungen möglich, da es während dieses Zeitraums keine Vergleichsgruppen in Deutschland gab, die von der Maskenpflicht ausgenommen waren. Eine generelle Masken-Pflicht für die deutsche Bevölkerung lässt sich grundsätzlich in bestimmten Situationen als plausibel, nicht aber als evident betrachten. An öffentlichen Plätzen ist beispielsweise das Risiko einer Ansteckung nahezu irrelevant, während das Risiko in Innenräumen höher ist (Robert Koch-Institut, 2021g). Das Fehlen wissenschaftlicher Evidenz für den Nutzen von FFP2-Masken gegenüber OP-Masken, was auch in einem Brief vom RKI an das BMG vom 9. Juli 2021 konstatiert wurde, ebenso wie die vermehrte Übertragung von SARS-CoV-2 über Aerosole anstatt über Tröpfchen und die Beobachtung nachteiliger physiologischer, psychologischer und sozialer Auswirkungen sollte ebenfalls zur kritischen Überprüfung der politischen Anordnung der OP-Masken-Pflicht bzw. FFP2-Masken-Pflicht führen (Vainshelboim, 2021; FOCUS, 2021). Hierbei soll keineswegs angezweifelt werden, dass Mitarbeiter des Gesundheitswesens häufig mit infizierten Patienten in Kontakt kommen und somit besonderem Schutz bedürfen, um SARS-CoV-2 nicht auf andere Patienten, Besucher oder Mitarbeiter zu übertragen. Für die allgemeine Bevölkerung lassen sich jedoch durch die Mund-Nasen-Schutzverordnung diverse Probleme eruieren, von denen Mitarbeiter des Gesundheitswesens zumeist nicht betroffen sind: Laut Matuschek et al. (2020) geben Mund-Nasen-Masken ein falsches Sicherheitsgefühl, da sie lediglich die Übertragungsrate verringern, aber nicht verhindern. Zudem kann es bei übermäßig feuchter Atemluft, mehrmaligem oder unsachgemäßem Gebrauch nicht nur zu einer überhöhten Übertragungsrate von Pathogenen kommen, sondern auch zu einer Akkumulation von Viren, welche dann den Träger anfälliger für Erkrankungen machen kann. Mitarbeiter im Gesundheitswesen sind im Gegensatz zur allgemeinen Bevölkerung im Umgang mit medizinischen Masken geschult und haben die Möglichkeit, medizinische Masken mehrmals täglich und kostenfrei zu wechseln. Letztlich kann neben der limitierten Evidenz von medizinischen Masken für den Schutz der allgemeinen Bevölkerung in Deutschland vor COVID-19 auch ein hohes Risiko für Nebenwirkungen angemerkt werden. Die Psychologin Daniela Prousa führte 2020 innerhalb ihrer Studie eine umfassende Befragung zu den psychovegetativen Beschwerden bezüglich der Mund-Nasen-Schutzverordnung durch. Mit besonderem Verweis auf das biopsychosoziale Krankheitsmodell nach George L. Engel (bei ihr *„biopsychologisches Modell"* genannt), erklärt sie die Wechselwirkungen zwischen physiologischen und psychologischen Prozessen über die subjektive Intensität von psychovegetativen Stressreaktionen. So können Masken theoretisch zu einem durch die Kognition bedingten Stressfaktor werden, der sich dann auch (z. T. über die Atmung) nachteilig auf den Körper auswirkt. Diese Annahme hat sich auch in der repräsentativen Umfrage von Prousa bestätigt: Über 60 % der Teilnehmer (von 1.010 Fragebögen) leiden unter aversionsbedingtem MNS-Vermeidungsbestreben, sozialem Rückzug, herabgesetzter gesundheitlicher Selbstfürsorge (bis hin zur Vermeidung von Arztterminen) oder der Verstärkung vorbestandener gesundheitlicher Probleme (posttraumatische Belastungsstörungen, Herpes, Migräne). Laut Prousa zeige sich die Dringlichkeit der Überprüfung der Mund-Nasen-Verordnung auch in der Regelmäßigkeit des Gebrauchs der Maske, da regelmäßige psychovegetative Reaktionen zu schwerwiegenden Krankheiten oder schweren psychosozialen Folgen beitragen können (Prousa, 2020).

Zu ähnlichen Ergebnissen wie Prousa kam auch eine deutsche Forschergruppe: Das Review von Kisielinski et al. (2021) umfasst 44 (zumeist experimentelle) Studien und stellt relevante Nebenwirkungen der MNS-Verordung mit medizinischen Konsequenzen für MNS-Träger fest. Die objektivierte Auswertung ergibt nicht nur kurzfristige Veränderungen in der Atmungsphy-siologie mit signifikantem O_2-Abfall und CO_2-Anstieg, Auftreten von Atemstörungen, Erschöpfung und Kopfschmerzen, sondern auch mögliche langfristige Auswirkungen. Der durch die Masken resultierende Anstieg an CO_2 könnte langfristig zu Hyperkapnie führen, ein Phänomen, welches laut Kisielinski et al. (2021) und Sikter et al. (2017) auch in der Pathogenese von Zivilisationserkrankungen relevant ist. Insbesondere auch für Kinder könnte das Maskentragen mit erheblichen Risiken einhergehen. Neben den psychosozialen Stressoren für Kinder und Jugendliche, von denen einige bereits erwähnt wurden (s. S. 35), und der Feststellung, dass Kinder und Jugendliche kaum Treiber der Pandemie sein können (s. S. 28), kommt somit ein weiterer immenser Risikofaktor hinzu, der die Benachteiligung von Kindern durch die NPIs während der COVID-19-Pandemie in Deutschland verdeutlicht. Die psychosozialen Folgen der NPIs, insbesondere der Pflicht zum Maskentragen, zeigt sich auf allen gesellschaftlichen Ebenen.

Laut Prousa waren die Ergebnisse ihrer Studie so alarmierend, dass sie sich im August 2020 mit einer Klage gegen das Robert Koch-Institut aufgrund der Empfehlungen zum MNS an das Verwaltungsgericht Berlin wandte (Bernard Korn & Partner, 2020). Prousa sah insbesondere einen Eingriff in das Grundrecht der körperlichen Unversehrtheit (Art. 2 Abs. 2 Satz 1 GG) in der Klage vor. Das Verwaltungsgericht wies die Klage mit der Begründung ab: *„Ein Eingriff liegt nicht bereits vor, wenn nur das psychische oder seelische Wohlbefinden betroffen ist, vielmehr muss die körperliche Unversehrtheit tangiert sein.“* (Verwaltungsgericht Berlin, 2020; Berliner Vorschriften- und Rechtsprechungsdatenbank, 2020, S. 5). Die Begründung des Verwaltungsgerichtes Berlin zeigt die Desintegration des BPSK nach George L. Engel in die heutige medizinische Theorie und das Staatsrecht deutlich auf. Zudem wird hier das Unverständnis über die die Auswirkungen von psychosozialem Stress auf das körperliche Wohlbefinden dokumentiert. Würden die Bereiche Biologie, Soziales und Psychologie als gleichwertiger Teil des Menschen im deutschen Rechtsstaat anerkannt werden, dann wäre das Urteil vielleicht anders ausgefallen. Der Vorzug des Rechts auf körperliche Unversehrtheit gegenüber anderen Grundrechten, die durch das neue Infektionsschutzgesetz vom April 2021 eingeschränkt wurden, begründet sich möglicherweise sogar in der eingeschränkten medizintheoretischen Basis, auf der das Verständnis der COVID-19-Pandemie fußt. Ein anderes Bild ergibt sich jedoch, wenn beachtet wird, dass politische Entscheidungsträger versucht haben, die veranlassten NPIs seit Beginn der Pandemie mittels menschlicher Urängste durchzusetzen. Wörtlich heißt es im amtlich bestätigten Dokument *„Wie wir COVID-19 unter Kontrolle bekommen“* des Bundesinnenministeriums: *„Worst case verdeutlichen! Wir müssen wegkommen von einer Kommunikation, die auf die Fallsterblichkeitsrate zentriert ist. […] Um die gewünschte Schockwirkung zu erzielen, müssen die konkreten Auswirkungen einer Durchseuchung auf die menschliche Gesellschaft verdeutlicht werden: 1) Viele Schwerkranke werden von ihren Angehörigen ins Krankenhaus gebracht, aber abgewiesen, und sterben qualvoll um Luft ringend zu Hause. Das Ersticken oder nicht genug Luft kriegen ist für jeden Menschen eine Urangst.“* (Bundesministerium des Innern, für Bau und Heimat, 2020, S. 13). Hierbei soll weniger auf die Agenda selbst hingewiesen werden, sondern unter Berücksichtigung psychosozialer Risikofaktoren die Sinnhaftigkeit einer solchen Kommunikationsstrategie hinterfragt werden.

Abschließend soll noch ein Review von Klement (2020) über die Komplexität der COVID-19-Pandemie als Beispiel einer biopsychosozialen Untersuchung des Themas hervorgehoben werden. Der Forscher fragt, weshalb bestehende Systeme (z. B. Politik, Wissenschaft) primär SARS-CoV-2 fokussieren und weniger den Kontext, demnach die Verbindung zum Immunsystem. Die fehlende Verbindung führt zu einer erheblichen Komplexität und möglicherweise sogar zu ineffektiveren Ergebnissen in der Pandemieeindämmung, da die Eigenverantwortung zur Stärkung körpereigener und umweltbedingter Systeme ignoriert wird (Immunsystem, Mikrobiom, wirtschaftliche, soziale und politische Umwelt etc.): *„In diesem Sinne wirft reduktionistisches Denken viele ethische Fragen auf, insbesondere wenn die Vermeidung des Infektionsrisikos um jeden Preis andere menschliche Werte wie psychische Gesundheit, soziale Kontakte, Sterben in Gegenwart der Familie und grundlegende Menschenrechte wie angemessene Ernährung und Versammlungsfreiheit verdrängt. Hier erscheinen interdisziplinärere Diskussionen zwischen Angehörigen der Gesundheitsberufe und Wissenschaftlern der Künste und Geisteswissenschaften notwendig.“* (Klement, 2020, S. 4). Auch wenn Klement sich nicht direkt auf das BPSK nach George L. Engel bezieht, so sind die Ansätze des

Forschers durchaus ähnlich. Seine Sichtweise schließt die Gleichstellung von verschiedenen Aspekten menschlicher Interaktion ein und verweist zudem auf die Notwendigkeit zum systemischen Denken in Beziehungen, Ursache-Wirkungs-Zusammenhängen, dynamischen Verhaltensweisen und Reduktion bzw. Abstraktion von Komplexität. Während vorherige Studien sich primär auf einen einzelnen Aspekt der COVID-19-Pandemie konzentriert haben, versucht Klement in seinem Review die verschiedenen Puzzleteile über SARS-CoV-2 zusammenzufügen. Summa summarum ergibt sich ein Bild über den Erreger SARS-CoV-2, welches nicht dazu führt, das Virus in Kriegsrhetorik zu schildern und bekämpfen zu wollen, sondern in wissenschaftlicher Gepflogenheit in Beziehung zum Menschen gestellt werden muss. Die fehlende Schnittstelle in der Kommunikation um den Erreger finde sich laut Klement im angeborenen Immunsystem des Menschen, welches durch verschiedene Interventionen gestärkt oder geschwächt werden kann. Während klar sein sollte, dass einzig und allein das Immunsystem vor einem Virus schützen kann, ist noch nicht geklärt, ob und welche NPIs während der COVID-19-Pandemie zum Schutz vor Komplikationen mit SARS-CoV-2 beigetragen haben. Auch die öffentliche Medienlandschaft sollte dieser Anforderung gerecht werden und die Eigenverantwortung des Bürgers im Sinne des BPSK stärken, anstatt erklären zu wollen, dass *„ein starkes Immunsystem nicht genügt“* (Schiele, 2021).

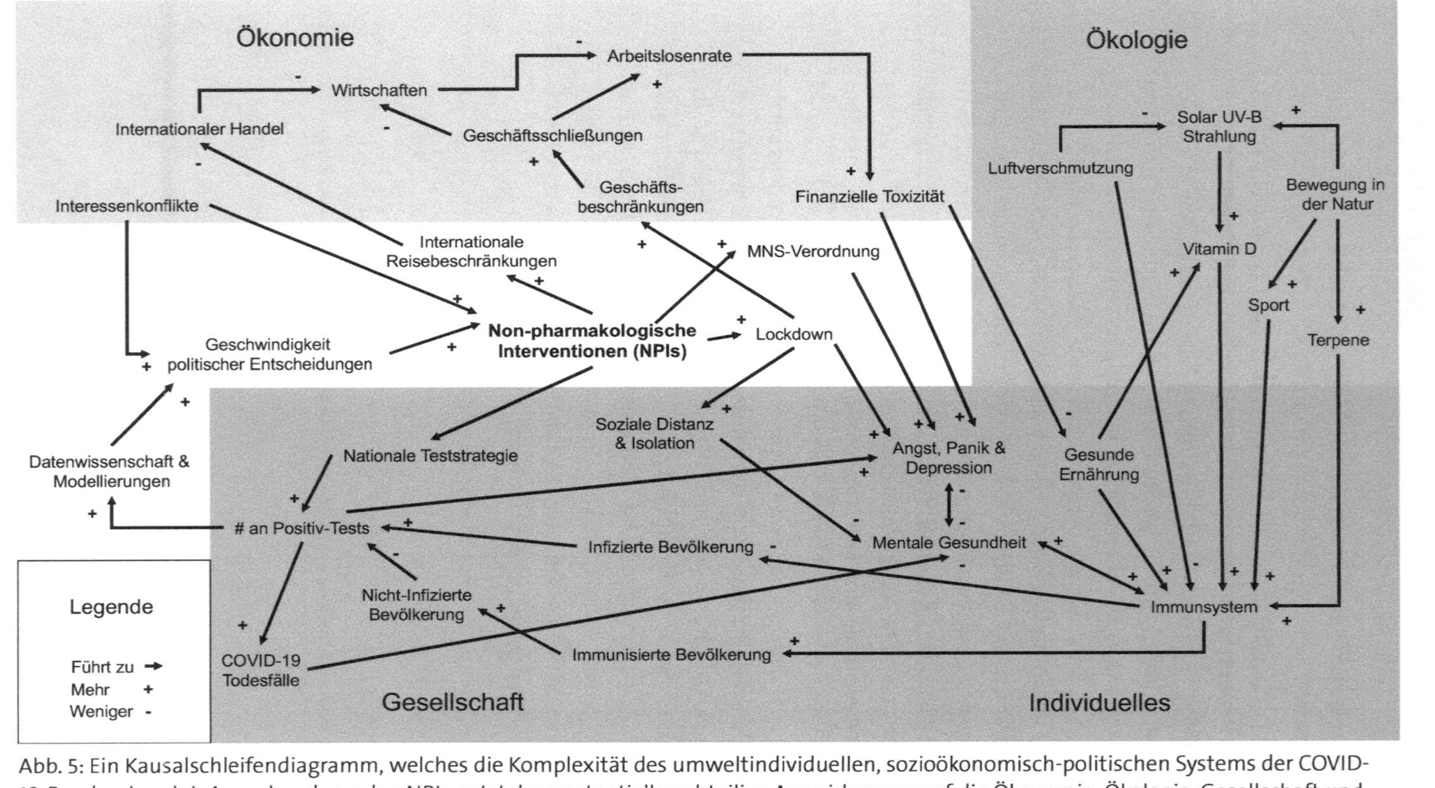

Abb. 5: Ein Kausalschleifendiagramm, welches die Komplexität des umweltindividuellen, sozioökonomisch-politischen Systems der COVID-19-Pandemie zeigt. Ausgehend von den NPIs entstehen potentiell nachteilige Auswirkungen auf die Ökonomie, Ökologie, Gesellschaft und das Individuum. Um die NPIs aus biopsychosozialer Perspektive zu beurteilen, muss die Komplexität und Vielschichtigkeit des Themas erkannt und die im BPSK angewandte System-Theorie berücksichtigt werden (Quelle: in Anlehnung an Klement (2020, S. 3).

Obwohl hier einige Studien aufgeführt wurden, die den potentiellen Nutzen oder Schaden von NPIs in Deutschland herausgestellt haben, sollte beachtet werden, dass es bisher kaum Studien zur direkten Evaluation einer Nutzen-Schaden-Abwägung von NPIs in Deutschland gab. Kampf & Kulldorf (2021) schreiben hierzu in ihrem Review unter Bezugnahme auf die Situation in deutschen, englischen und amerikanischen Krankenhäusern, dass staatliche Beschränkungen wie soziale Distanzierung und Kontaktbeschränkungen zu erheblichem psychosozialem Stress führen und das Suizid-Risiko erhöhen können. Daher fordern sie, ähnlich wie Klement (2020), Wissenschaftler, Beamten des öffentlichen Gesundheitswesens, Journalisten und Politiker auf, alle kurzfristigen bzw. langfristigen geistigen und körperlichen Kollateralschäden durch die COVID-19-Kontrollmaßnahmen abzuwägen und zu berücksichtigen. Andere lebensbedrohliche Krankheiten, wie etwa Krebs oder Herz-Kreislauf-Erkrankungen, sollten laut den Autoren durch die NPIs nicht vernachlässigt werden, da sie nicht weniger ernst seien und zudem eine wesentlich höhere Prävalenz bzw. Letalität aufweisen als COVID-19.

Tab. 2 (nachfolgend): Auflistung der relevanten Studien zur zweiten Forschungsfrage durch die eigenständige systematische Literatursuche nach den Kriterien der Cochrane Deutschland Stiftung (Quelle: Eigene Darstellung).

Studie	Autor	Jahr	Veröffentlichung	Datenbank
A phenomenological approach to assessing the effectiveness of COVID-19 related nonpharmaceutical interventions in Germany.	Wieland	2020	Safety Science	PubMed.Gov
COVID-19: Wo ist die Evidenz?	Netzwerk für Evidenzbasierte Medizin e.V.	2020	Zeitschrift für Evidenz, Fortbildung und Qualität im Gesundheitswesen	Elsevier
WHO Information Notice for IVD Users 2020/05	WHO	2021	WHO	-
Medical Emergencies During the COVID-19 Pandemic.	Slagman et al.	2020	Deutsches Ärzteblatt	ResearchGate
Differential trends of admissions in accident and emergency departments during the COVID-19 pandemic in Germany.	Jaehn et al.	2020	BMC Emergency Medicine	PubMed.Gov
In-hospital mortality in heart failure in Germany during the Covid-19 pandemic	Bollmann et al.	2020	ESC Heart Failure	ResearchGate
Psychological Impact of Corona Lockdown in Germany: Changes in Need Satisfaction, Well-Being, Anxiety, and Depression	Schwinger et al.	2020	International Journal of Environmental Research and Public Health	PubMed.Gov
Changes in emotions and worries during the Covid-19 pandemic: an online-survey with children and adults with and without mental health conditions	Rothe et al.	2020	Child and Adolescent Psychiatry and Mental Health	PubMed.Gov
The Impact of the COVID-19 Pandemic on Self-Reported Health	Peters et al.	2020	Deutsches Ärzteblatt	PubMed.Gov
Mental Health Burden of the COVID-19 Outbreak in Germany: Predictors of Mental Health Impairment	Bäuerle et al.	2020	Journal of Primary Care & Community Health	PubMed.Gov
Mental Health, Sense of Coherence, and Interpersonal Violence during the COVID-19 Pandemic Lockdown in Germany	Jung et al.	2020	Journal of Clinical Medicine	ResearchGate
Differences and similarities between the impact of the first and the second COVID-19-lockdown on mental health and safety behaviour in Germany	Moradian et al.	2021	Journal of Public Health	PubMed.Gov
Face masks considerably reduce COVID-19 cases in Germany	Mitze et al.	2020	Proceedings of the National Academy of Sciences	PubMed.Gov
Studie zu psychischen und psychovegetativen Beschwerden mit den aktuellen Mund-Nasenschutz-Verordnungen	Prousa	2020	-	PsychArchives
Systems Thinking About SARS-CoV-2	Klement	2020	Frontiers in Public Health	PubMed.Gov

Methode	Relevante Inhalte
Kohortenstudie	Während der "ersten Welle" der COVID-19-Pandemie in Deutschland sind die Infektionszahlen primär durch freiwillige Verhaltsänderungen und Aufhebung von Massenveranstaltungen gesunken. Retrospektive Analysen über die "zweite bzw. dritte Welle" sind notwendig.
Review	Insgesamt sei wenig belastbare Evidenz zu COVID-19 und den ergriffenen NPIs (Teststrategie, Nutzen-Schaden-Abwägung des Lockdowns) in Deutschland verfügbar. Es werden dringend randomisierte Studien benötigt, um politische Entscheidungen zu stützen.
Review	SARS-CoV-2-PCR-Tests müssen vorsichtig interpretiert werden: Der Schwellenwert soll manuell an den Patienten angepasst werden, bei Positivtest eines symptomlosen Patienten soll nochmal getestet werden und es soll berücksichtigt werden, dass bei häufigerer Erkrankung vermehrt Falsch-Positive Testergebnisse auftreteten.
Deskriptive Studie	2020 fanden ca. 13 % weniger Hospitalisierungen in deutschen Krankenhäusern während KW 1-22 im Vergleich zu 2019 statt.
Deskriptive Studie	Der Rückgang der Hospitalisierungen bezüglich Herzinsuffizienz, Schlaganfall, Cholelithiasis, Rückenschmerzen & Co. deutet auf Verzögerungen bei der Notfallversorgung in Deutschland hin.
Deskriptive Studie	29-38 % weniger Fälle an Herzinsuffizienz wurden in den Notaufnahmen der Helios-Kliniken im Vergleich zu vor der COVID-19-Pandemie in Deutschland registriert.
Längsschnittstudie	Die Forschungsarbeit stellt die Notwendigkeit heraus, die psychologischen Konsequenzen von NPIs zur Eindämmung von SARS-CoV-2 zu überwachen: Das Bedürfnis nach Autonomie wurde stark durch den Lockdown in Deutschland beeinträchtigt und führte vermehrt zu depressiven und ängstlichen Symptomen.
Querschnittstudie	Insgesamt scheinen soziale Einschränkungen im Zusammenhang mit Covid-19 und potenzielle Gesundheitsrisiken die Emotionen und Sorgen eines großen Teils der deutschen Bevölkerung zu beeinflussen.
Kohortenstudie	Die German National Cohort (GNC) Studie berichtet über folgende Ergebnisse: Die SARS-CoV-2-Testhäufigkeit unter den deutschen Probanden betrug 4,6%, und 344 Teilnehmer (0,3%) gaben ein positives Testergebnis an. Depressive / angstbedingte Symptome nahmen bei Teilnehmern unter 60 Jahren zu, besonders bei jungen Frauen. Die Rate (mittel)schwerer depressiver Symptome stieg von 6,4% auf 8,8%. Der wahrgenommene Stress nahm in allen Altersgruppen und beiden Geschlechtern zu,vor allem bei jungen Menschen. Die Werte für den psychischen Zustand und die selbstbewertete Gesundheit verschlechterten sich bei den auf SARS-CoV-2 getesteten Teilnehmern im Vergleich zu den nicht getesteten Teilnehmern (n=113.928).
Querschnittstudie	Die Autoren verzeichnen einen signifikanten Anstieg von Depressions- und Angstsymptomen sowie der Belastung, während sich der Gesundheitszustand seit dem COVID-19-Ausbruch in Deutschland verschlechterte. Das Vertrauen in staatliche Maßnahmen und das subjektive Informationsniveau prognostizierten eine geringere Zunahme der psychischen Belastung (n=15.037).
Querschnittstudie	Zwischen dem 1. und 15. April (Zeitraum des ersten Lockdowns) fand ein erhöhtes Maß an psychosozialer Belastung statt. Vermehrt: Angstzustände, depressive Symptome, Reizbarkeit; Verringert: Allgemeines Wohlbefinden, Wohlfühlindex, Kohärenzgefühl, sexuelle Zufriedenheit und Schlafqualität. Zudem lag der Anteil an Teilnehmern, die verbale, physische und sexuelle Gewalt erfahren haben, bei 5 %. Die Forscher weisen darauf hin, dass die Ergebnisse alarmierend sind und trotz des hohen Standards westlich ziviliserter Länder ernst genommen werden sollen.
Längsschnittstudie	Die Ergebnisse der Studie deuten auf eine anhaltende negative Auswirkung auf die psychische Gesundheit und das Sicherheitsverhalten der Menschen durch den Lockdown in Deutschland hin, trotz geringerer Einschränkungen bei beim zweiten Lockdown im November. Diese Wirkung kann laut den Autoren als "Pandemic-Fatigue" (Pandemie-Ermüdung) gedeutet werden.
Fallstudie	Es wurde ein Rückgang der Fallzahlen durch Masken-Pflicht (Baumwoll-Masken) in Jena mit Daten vom RKI während der ersten Welle im April um bis zu 75 % nach 20 Tagen feststellgestellt. Die Ergebnisse sind jedoch durch die fehlende Vergleichsgruppe eingeschränkt.
Querschnittstudie	Die MNS-Verordnung trägt zu erheblichem psychosozialem Stress und psychobegetativen Beschwerden bei. Über 60 % der Teilnehmer (von 1.010 Fragebögen) ihrer Studie leiden unter aversionsbedingtem MNS-Vermeidungsbestreben, sozialem Rückzug, herabgesetzter gesundheitlicher Selbstfürsorge oder der Verstärkung vorbestandener gesundheitlicher Probleme (posttraumatische Belastungsstörungen, Herpes, Migräne).
Review	Während der COVID-19-Pandemie kommt es zum reduktionistischen Denken, was zu einer erheblichen Komplexität der Situation beiträgt. Systematisches und interdisziplinäres Denken würde zur Einbeziehung des Kontexts (z.B. das Immunsystem, das Mikrobiom, sowie das wirtschaftliche, soziale und politische Umfeld) beitragen und so zur Lösung des Problems beitragen, anstatt möglicherweise mehr Schaden als Nutzen zu erzeugen.

4. Diskussion

4.1 Inwiefern lassen sich die aufgestellten Forschungsfragen beantworten?

Die erste Forschungsfrage konnte dahingehend beantwortet werden, dass das BPSK den Bezug des Menschen zur Erkrankung COVID-19 herstellt. Nach dem BPSK können die autoregulativen Eigenschaften des Menschen durch die Eigenverantwortung, die vom Einzelnen ausgeht, gestärkt werden. Ferner wurden im Rahmen der ersten Forschungsfrage 15 Studien, davon elf Reviews, zwei Kohortenstudien, ein systematisches Review und eine Meta-Analyse näher erläutert, ausgewertet und im Sinne des Falsifikationismus mit weiteren Forschungsarbeiten untermauert oder widerlegt. So konnte durch den Falsifikationismus die Theorie des Immunsystems in Bezug auf die autoregulativen Eigenschaften des Menschen gestützt werden und die Beziehung des Virus zum Immunsystem definiert werden. Insgesamt lässt sich durch die erste Forschungsfrage aufzeigen, dass weitere integrative Ansätze und Studien nach dem BPSK notwendig sind, um psychosoziale Risikofaktoren herauszustellen und präventive Mittel zur Stärkung des Immunsystems und zur Verringerung von Komplikationen mit COVID-19 zu ermöglichen. Eine Stärke dieser Masterarbeit ist die Kontextualisierung von verschiedenen Hypothesen aus den hier vorgestellten Studien in eine übergreifende Medizintheorie. Außerdem sollte die COVID-19-Pandemie in Bezug zu anderen Krankheiten gesetzt werden: Nicht nur, um die Relevanz von Komorbiditäten für einen schweren Verlauf von COVID-19 zu bestimmen, sondern auch, um das Ausmaß anderer Erkrankungen zu erkennen.

Beispielsweise sprechen viele Forschergruppen schon seit über einem Jahrzehnt von einer Übergewichts-Pandemie, welche sich potentiell sogar durch die COVID-19-Pandemie noch verschlimmert (Roth et al., 2004; Clemmensen, 2020; Katsoulis et al., 2021). Das steigende Übergewicht durch die COVID-19-Pandemie ist, wie bereits erörtert, ein gutes Beispiel für eine potentielle Nebenwirkung, welche die NPIs in Deutschland zur Pandemieeindämmung verursacht haben. Insgesamt lässt sich aus den Studienergebnissen zur zweiten Forschungsfrage nur schwer das Ausmaß an Risiken und Nebenwirkungen konstatieren, welches immer im Verhältnis zu den Wirkungen stehen sollte. Studien, welche das BPSK einbeziehen, um die biologischen, psychologischen und sozialen Folgen der Pandemie zu erfassen, sind bisher in geringem Ausmaß vorhanden. Aus 15 ausgewerteten Studien, darunter vier Querschnittsstudien, drei Reviews, drei deskriptive Studien, zwei Längsschnittstudien, zwei Kohortenstudien und eine Fallstudie, lässt sich bisher Folgendes schließen: Um bestimmte NPIs aus Sicht des BPSK in Deutschland als konstruktiv oder destruktiv einzustufen, sind unbedingt weitere Studien notwendig, die eine Nutzen-Schaden-Abwägung aufstellen. Das bisherige Bild über die biopsychosozialen Folgen der COVID-19-Pandemie lässt sich insgesamt als bedenklich skizzieren und sollte zu einem Umdenken anregen.

4.2 Welche Limitationen gibt es?

Diese Frage muss aus einem quantitativen und einem qualitativen Standpunkt betrachtet werden. Die Quantität der Studien zur COVID-19-Pandemie und zur Pandemieeindämmung sind im Allgemeinen hoch, allerdings ist die Anzahl an Studien, die einen Bezug zum biopsychosozialen Modell herstellen, sehr gering. Gleichzeitig ist die Qualität der Studien zum BPSK sehr eingeschränkt, da dieses Modell zumeist genutzt wird, um einen Teilaspekt der COVID-19-Pandemie zu betrachten, wie etwa mentale Gesundheit. Auch fehlen fundierte retrospektive und klinische Studien zur Pandemieeindämmung nach dem BPSK, welche die hier getroffenen Aussagen stärker untermauern. Der bereits erwähnte Stanford-Professor Ioannidis beschrieb die COVID-19-Pandemie bereits im März 2020 wie folgt: „*Die derzeitige Coronavirus-Krankheit, Covid-19, wurde als einmalige Pandemie bezeichnet. Es könnte aber auch ein einmaliges Evidenz-Fiasko sein. [...] In vielen Ländern wurden drakonische Gegenmaßnahmen ergriffen. Wenn sich die Pandemie – allein oder aufgrund dieser Maßnahmen – auflöst, können kurzfristige extreme soziale Distanzierungen und Lockdowns erträglich sein. Wie lange sollten solche Maßnahmen jedoch fortgesetzt werden, wenn die Pandemie weltweit unvermindert weitergeht? Wie können politische Entscheidungsträger feststellen, ob sie mehr Gutes als Schaden anrichten?*" (Ioannidis, 2020b). Diese frühe Beschreibung der Pandemie als Evidenz-Fiasko trifft z. T. auch nach wie vor auf die getroffenen politischen Entscheidungen in Deutschland zu. Aus den vorangegangenen Ausführungen erschließt sich die limitierte Evidenz bisheriger biomedizinischer Studien und somit die Notwendigkeit einer biopsychosozialen Betrachtung und Nutzen-Schaden-Abwägung, sodass politische Entscheidungsträger potentiell nicht mit der Komplexität des Geschehens überfordert werden. Bevor gesellschaftsübergreifende Entscheidungen getroffen werden, sollten immer potentielle negative Auswirkungen untersucht werden. Die negativen Auswirkungen der bisherigen Pandemieeindämmung auf Grundlage des pathogenetischen Modells konnten in dieser Masterarbeit auch aufgrund der formalen Vorgaben nur angeschnitten werden. Eine Limitation dieser Masterarbeit ist somit die begrenzte Darstellung und Erörterung von negativen Auswirkungen der getroffenen NPIs, hierzu sind noch mehr Ergebnisse verfügbar als geschildert. Eine weitere Limitation dieser Arbeit betrifft die Auswirkungen von pharmakologischen Interventionen (PIs) auf die Infektions- und Erkrankungszahlen. Bisher sind jedoch bis auf die leichte Verringerung des Alters von intensivmedizinisch behandelten Patienten kaum Auswirkungen von PIs zu erwarten gewesen, weshalb sich kein verzerrender Effekt auf die hier vorgestellten Untersuchungen zu den NPIs in Deutschland einstellen sollte. Im Vergleich von 2020 und 2021 blieb der Effekt der PIs schließlich auf die typischen Wintermonate beschränkt. 2021 hatte sich hier kaum etwas im Vergleich zu 2020 verändert.

4.3 Zukünftige Forschungsfragen

Neben der Intensivierung bisheriger Forschungsziele aus Sicht des BPSK durch klinische Versuche und retrospektive Analysen, sollten sich zukünftige Untersuchungen auf drei verschiedene Aspekte der COVID-19-Pandemie aus Sicht des BPSK konzentrieren:

1. Die Rolle des Immunsystems in Beziehung zu anderen internalen (Mikrobiom, endokrines System, zentrales Nervensystem etc.) und externalen (Beziehungen, Gesellschaft, Umwelt etc.) Systemen als Schutz vor COVID-19
2. Die Auswirkung durch die Internalisierung von sozialen Werten, die durch die COVID-19-Pandemie in Deutschland entstanden sind und dessen Auswirkungen auf die biopsychosoziale Gesundheit
3. Der Einfluss medialer Berichterstattung über Pandemien auf das psychische, physische und soziale Wohlergehen und die Krankheitsanfälligkeit

Zur Operationalisierung dieser Aspekte sollten analog biochemische Messwerte (Neurotransmitter, Stresshormone, Enzymaktivitäten etc.), psychologische Faktoren (Resilienz, Emotion, Motivation etc.) und soziale Umstände (Beziehungsqualität, soziales Milieu, Einkommen etc.) miteinander verglichen werden. Die Kongruenz der Werte zueinander kann nicht nur die Validität und Anwendbarkeit des BPSK in Bezug auf Pandemien verdeutlichen, sondern auch zum Umgang mit Pandemien beitragen. Außerdem geben diese Aspekte eine Grundlage zur Bestimmung der „Gefährlichkeit“ eines Erregers bzw. Virus für die Gesellschaft und zur Unterscheidung von konstruktiven und destruktiven NPIs.

5. Zusammenfassung und Fazit

5.1 Kerninhalte der Masterarbeit

Aus medizintheoretischer Perspektive ist das BPSK wesentlich geeigneter die COVID-19-Pandemie und SARS-CoV-2 zu beurteilen als das biomedizinische Modell von Krankheit. Dies liegt daran, dass es inzwischen genügend Evidenz gibt, Krankheiten effektiver behandeln zu können, wenn alle drei Ebenen, die soziale, die psychologische und biologische, gleichermaßen in die medizinische Praxis integriert werden. SARS-CoV-2 und die aus der Pathogenese resultierende Lungenerkrankung COVID-19 sind gleichermaßen als Erkrankung zu behandeln, wie andere Virenerkrankungen auch. Anfängliche, aber auch nach wie vor geltende Vermutungen von der WHO, dem RKI und politischen Entscheidungsträgern über die Gefährlichkeit, bemessen durch die IFR und die langfristigen gesundheitlichen Folgen (Long-COVID), können durch diese Literaturrecherche nicht geteilt werden. Durch diese Literaturrecherche erscheint SARS-CoV-2 als ein Erreger, der durch seine Gefährlichkeit (IFR laut Ioannidis 0,15 %), langfristigen Folgeschäden und Transmission vielfach mit Influenza und anderen SARS-Viren vergleichbar ist. Die Gefährdung, die vom Virus ausgeht, ist vielfach mit nationalen und internationalen Modellrechnungen als überschätzt anzusehen, da diese bisher nie eingetreten sind. Ein exponentielles Wachstum konnte bisher zu keinem Zeitpunkt in Deutschland nachgewiesen werden. Laut den Daten des DIVI-Intensivregisters und der Auswertung von Schrappe et al. (2021) stand das deutsche Gesundheitssystem bisher nicht vor dem Zusammenbruch, wie Politiker und Fachgesellschaften befürchteten. Bisher gibt es auch keine ausreichende Evidenz dafür, dass dies eintreten könnte. Im Gegensatz dazu gibt es inzwischen sehr gute Evidenz, dass alltägliche Gewohnheiten wie gesunde Ernährung, Sport, Sonnenlicht (Vitamin D), soziale Bindungen und mentales Wohlergehen präventiv vor einer Erkrankung mit COVID-19 schützen. Weiterhin gibt es gute Belege dafür, dass zellulärer Stress (ROS), ausgelöst durch das Altern, psychosoziale Risikofaktoren und/oder Begleiterkrankungen (Entzündungen), zur Pathogenese von COVID-19 beitragen. Die Schnittstelle, welche die Gefährlichkeit des Erregers für den Menschen bemessen sollte, ist demnach das Immunsystem. Ein gutes Immunsystem schützt indiskutabel vor Komplikationen mit Viren.

Bisher gibt es nur unzureichende Nutzen-Schaden-Abwägungen, wenn es überhaupt möglich ist, anhand der verfügbaren Daten ein vollständiges Bild der Situation zu skizzieren. In Bezug auf den Lockdown zur Senkung der Infektions- und Erkrankungszahlen lässt sich bisher sehr geringe Evidenz feststellen. Vielmehr scheinen freiwillige Verhaltensänderungen und die Absage von Massenveranstaltungen zum Rückgang zu führen. Die nationale Teststrategie lässt sich dadurch kritisch betrachten, da die Sinnhaftigkeit der Testungen zu hinterfragen ist. Bisher ist unzureichend erklärt worden, welchen Effekt massenhafte Testungen in der Gesellschaft haben sollen. Sinnvoller wäre es möglicherweise gezielte Testungen bei Risikogruppen vorzunehmen und diese durch Schutzkleidung vor einer Ansteckung zu bewahren. Wie bereits ausgeführt, geht für die allgemeine Bevölkerung kaum Gefahr von dem Erreger aus, wenn präventive Maßnahmen zur Gesundheitsfürsorge gestärkt werden. Zudem ist ein Negativ-Test mit Vorsicht zu betrachten, da der SARS-CoV-RT-PCR-Test keine 100 % verlässliche Aussage über eine Infektion geben kann, geschweige denn über die Erkrankung oder Infektiosität. Hierbei sei noch einmal auf die geänderten Richtlinien der WHO zur Testung hingewiesen, welche bei Umsetzung durchaus zu einer adäquateren Darstellung des Infektionsgeschehens beitragen können. Letztlich können medizinische Masken als teils effektiver Schutz gegenüber einer Infektion angesehen werden. Dennoch gibt es nicht unerhebliche Risiken, die mit einer MNS-Verordnung in Deutschland verbunden sein können: So kann beispielsweise der falsche Umgang oder mehrmaliges Verwenden sogar zu einem erhöhten Infektionsrisiko beitragen. Außerdem löst das Tragen einer Maske vermutlich bei vielen Menschen psychovegetative Nebenwirkungen aus, welche tendenziell zur Verstärkung vorhandener Erkrankungen über Hyperkapnie-ähnliche Zustände führen kann. Da sich kein Unterschied in der Effektivität von OP-Masken gegenüber FFP2-Masken aus der Studienlage erkennen lässt, soll insbesondere darauf hingewiesen werden, dass durch bessere Luftzufuhr bei OP-Masken weniger Symptome verursacht werden könnten und der alltägliche Gebrauch sinnvoller erscheint. In einer Stellungnahme vom März 2021 der Deutschen Gesellschaft für Krankenhaushygiene e. V. (DGKH) wird die Entscheidung zur Einführung der FFP2-Maskenpflicht ins öffentliche Leben mit den hier geschilderten Argumenten stark kritisiert und zudem zusammengefasst:

> *„FFP2-Masken sind Hochleistungs-Atemschutzmasken, die für den Arbeitsplatz bestimmt sind. Nur bei korrekter Anwendung übertrifft ihre Wirksamkeit im Allgemeinen jene von chirurgischem Mund-Nasen-Schutz. (…) Für die Bevölkerung besteht weder die Möglichkeit, die passende Maske auszuwählen, noch erfolgt eine Schulung. (…) Darüber hinaus erfordert eine korrekt getragene FFP2-Maske, die dem Gesicht eng anliegt, eine erhebliche Atemarbeit, die bereits bei geringer Anstrengung spürbar und bei stärkerer körperlicher Belastung deutlich beeinträchtigend wird und zu Luftnot führt. (…) Der Beschluss des Berliner Senats [und auch anderer Bundesländer] zu einem FFP2-Masken-Tragegebot gefährdet die Bevölkerung."* (Deutsche Gesellschaft für Krankenhaushygiene e. V., 2021, S. 1)

5.2 Fazit

In dieser und zukünftigen Pandemien sollte zu Beginn die medizintheoretische Basis für das weitere Vorgehen geklärt werden, damit eine langfristige und sinnvolle Strategie erarbeitet werden kann. Diese Strategie sollte nach dem BPSK alle drei Risikofaktoren, Biologie, Psychologie und Soziales, gleichermaßen berücksichtigen. Die einseitige Betrachtung der Biologie, bzw. im Falle der COVID-19-Pandemie konkreter die Vorrangstellung von Virologie und Epidemiologie, kann anhand der hier dargelegten Argumentation nur zu Teilergebnissen führen. Ein interdisziplinäres Fachgremium, in dem verschiedene Wissenschaftler zum Konsens über die Pandemie beitragen können, erscheint im Angesicht der derzeitigen Situation als notwendig. Dieses Fachgremium sollte nicht nur verschiedene Studien auswerten und vorstellen, sondern diese auch im Rahmen des BPSK einordnen.

Die Komplexität der COVID-19-Pandemie zeigt sich auch anhand des aufgeführten Kausalschleifendiagramms (Abb. 5). Diese Komplexität zu durchdringen und durch ein neuartiges Verständnis von Krankheit und Gesundheit auf das BPSK zu transferieren, ist unbedingt notwendig. Durch das BPSK wird eine kritische Betrachtung der bisherigen Evidenz zu COVID-19 und den Maßnahmen zur Pandemieeindämmung möglich und das alarmierende Bild von COVID-19, was anfänglich durch die Risikokommunikation der Politik skizziert wurde, kann relativiert werden. Dennoch ist die Erkrankung COVID-19 nicht zu unterschätzen und die Verbreitung von SARS-CoV-2 kann durch effektive Maßnahmen möglicherweise unterbunden und Menschenleben geschützt werden. Die COVID-19-Pandemie sollte nicht nur eindimensional auf biomedizinischer Ebene betrachtet werden, sondern ist vielmehr im Sinne des BPSK multikausal zu erklären. Um nicht der unzulänglichen Hypothese des Reduktionismus zu erliegen, ist die Theorie des Falsifikationismus nach Karl Popper wichtiger denn je, um bekannte Hypothesen zu falsifizieren. Hypothesen sollten ergebnisoffen formuliert werden. Nur so können neue Theorien gefunden werden, die wirklichkeitsgetreuer sind als bisherige Theorien. Die hier dargelegten Ergebnisse hinterlassen nicht nur den

Eindruck, dass bisherige wissenschaftliche und politische Ansichten über COVID-19 determiniert sind, sondern auch, dass eine gewisse Trägheit gegenüber neuen Theorien entstanden ist. Somit gilt der abschließende Appell ganz im Sinne der Wissenschaftstheorie von Karl Popper: Die Falsifikation bisheriger Theorien ist unerlässlich, um zu besseren Ansätzen zu finden. Diese Masterarbeit soll einen Beitrag zur Falsifikation des biomedizinischen Modells anhand der COVID-19-Pandemie leisten, um zur medizintheoretischen Anwendung des BPSK anzuregen.

6. Literaturverzeichnis

Ahmad, A., Chung, R., Eckenwiler, L., Ganguli-Mitra, A., Hunt, M., Richards, R., Saghai, Y., Schwartz, L., Scully, J. L. & Wild, V. (2020). What does it mean to be made vulnerable in the era of COVID-19? *The Lancet*, *395*(10235), 1481–1482. https://doi.org/10.1016/s0140-6736(20)30979-x

Aravindakshan, A., Boehnke, J., Gholami, E. & Nayak, A. (2020). Preparing for a future COVID-19 wave: insights and limitations from a data-driven evaluation of non-pharmaceutical interventions in Germany. *Scientific Reports*, *10*(1), 20084. https://doi.org/10.1038/s41598-020-76244-6

Ärzteblatt. (2020, 28. Juli). *Kliniken und Praxen meldeten Kurzarbeit für mehr als 400.000 Mitarbeiter an.* https://www.aerzteblatt.de/nachrichten/115076/Kliniken-und-Praxen-meldeten-Kurzarbeit-fuer-mehr-als-400-000-Mitarbeiter-an

Balzter, S. & Kopplin, I. (2021, 22. April). *„Das größte Manko war das Versagen der Politik beim Impfen"*. FAZ.NET. https://www.faz.net/aktuell/wirtschaft/unternehmen/chef-der-helios-kliniken-zu-corona-versagen-der-politik-beim-impfen-17305100.html

Baral, S. D., Rucinski, K. B., Twahirwa Rwema, J. O., Rao, A., Prata Menezes, N., Diouf, D., Kamarulzaman, A., Phaswana-Mafuya, N. & Mishra, S. (2021). The Relationship Between the Global Burden of Influenza From 2017 to 2019 and COVID-19: Descriptive Epidemiological Assessment. *JMIR Public Health and Surveillance*, *7*(3), e24696. https://doi.org/10.2196/24696

Barbarossa, M. V., Fuhrmann, J., Meinke, J. H., Krieg, S., Varma, H. V., Castelletti, N. & Lippert, T. (2020). Modeling the spread of COVID-19 in Germany: Early assessment and possible scenarios. *PLOS ONE, 15*(9), e0238559. https://doi.org/10.1371/journal.pone.0238559

Bartolomucci, A. & Sapolsky, R. M. (2020). Psychosocial Risk Factors, Noncommunicable Diseases, and Animal Models for COVID-19. *Biological Psychiatry, S0006-3223*(20), 32123–32125. https://doi.org/10.1016/j.biopsych.2020.12.014

Bäuerle, A., Steinbach, J., Schweda, A., Beckord, J., Hetkamp, M., Weismüller, B., Kohler, H., Musche, V., Dörrie, N., Teufel, M. & Skoda, E. M. (2020). Mental Health Burden of the COVID-19 Outbreak in Germany: Predictors of Mental Health Impairment. *Journal of Primary Care & Community Health, 11*, 215013272095368. https://doi.org/10.1177/2150132720953682

Bekanntmachung des Umweltbundesamtes. (2008). Gesundheitliche Bewertung von Kohlendioxid in der Innenraumluft. *Bundesgesundheitsblatt – Gesundheitsforschung – Gesundheitsschutz, 51*(11), 1358–1369. https://doi.org/10.1007/s00103-008-0707-2

Belousova, K. (2020, 17. März). *Der Minister und die Fake News.* Missglückter Coronavirus-Tweet: Der Minister und die Fake News – ZDFheute. https://www.zdf.de/nachrichten/politik/corona-gesundheitsministerium-fake-twitter-100.html

Berberich, H. J. (2014). Das biopsychosoziale Modell von Krankheit und Gesundheit. *Die Urologie*, 1–4. https://doi.org/10.1007/978-3-642-41168-7_21-1

Berliner Vorschriften- und Rechtsprechungsdatenbank. (2020, 10. September). *Einstweiliger Rechtsschutz gegen Aussagen des Robert Koch Instituts.* Berlin.de. https://gesetze.berlin.de/bsbe/?query=DOKNR%3AJURE200013801&source=PermaLink

Bernard Korn & Partner. (2020, 30. August). *Antrag auf einstweilige Anordnung.* ckb-anwaelte.de. https://www.ckb-anwaelte.de/download/Antrag_JH_DP_teilanonymVerfoeff.pdf

Böhm, B. (1998). Kritischer Rationalismus. *Wissenschaft und Medizin*, 52–69. https://doi.org/10.1007/978-3-7091-6473-0_3

Bollmann, A., Hohenstein, S., König, S., Meier-Hellmann, A., Kuhlen, R. & Hindricks, G. (2020). In-hospital mortality in heart failure in Germany during the Covid-19 pandemic. *ESC Heart Failure, 7*(6), 4416–4419. https://doi.org/10.1002/ehf2.13011

Bolton, D. & Gillet, G. (2019). The Biopsychosocial Model of Health and Disease: New Philosophical and Scientific Developments [Internet]. *The British Journal of Psychiatry*, 4, 119–141. https://doi.org/10.1192/bjp.2020.42

Borrell-Carrió, F., Suchman, A. L. & Epstein, R. M. (2004). The Biopsychosocial Model 25 Years Later: Principles, Practice, and Scientific Inquiry. *The Annals of Family Medicine, 2*(6), 576–582. https://doi.org/10.1370/afm.245

Braun, P., Haffner, S., Davila, L. A., Braun, J. & Woodcock, B. G. (2020). Predictions for the COVID-19 pandemic in Germany using the modified Bateman SIZ model. *Int. Journal of Clinical Pharmacology and Therapeutics, 58*(09), 467–474. https://doi.org/10.5414/cp203868

Bundesgesundheitsministerium. (2021, 25. März). *Fragen und Antworten zu Schnell- und Selbsttests.* https://www.bundesgesundheitsministerium.de/coronavirus/nationale-teststrategie/faq-schnelltests.html

Bundesministerium des Innern, für Bau und Heimat. (2020, 11. November). *Wie wir COVID-19 unter Kontrolle bekommen.* https://www.bmi.bund.de/SharedDocs/downloads/DE/veroeffentlichungen/2020/corona/szenarienpapier-covid19.html

Bundesregierung. (2021a, März 26). *Epidemische Lage von nationaler Tragweite besteht fort.* https://www.bundesregierung.de/breg-de/themen/coronavirus/pandemische-lage-verlaengert-1872464

Bundesregierung. (2021b, April 21). *Infektionsschutzgesetz: Das regelt die bundesweite Notbremse.* https://www.bundesregierung.de/breg-de/aktuelles/bundesweite-notbremse-1888982

Butler, M. J. & Barrientos, R. M. (2020). The impact of nutrition on COVID-19 susceptibility and long-term consequences. *Brain, Behavior, and Immunity, 87*, 53–54. https://doi.org/10.1016/j.bbi.2020.04.040

Cecchini, R. & Cecchini, A. L. (2020). SARS-CoV-2 infection pathogenesis is related to oxidative stress as a response to aggression. *Medical Hypotheses, 143*, 110102. https://doi.org/10.1016/j.mehy.2020.110102

Chauhan, N., Jaggi, M., Chauhan, S. C. & Yallapu, M. M. (2020). COVID-19: fighting the invisible enemy with microRNAs. *Expert Review of Anti-infective Therapy*, *19*(2), 137–145. https://doi.org/10.1080/14787210.2020.1812385

Cheng, V. C. C., Wong, S. C., Chuang, V. W. M., So, S. Y. C., Chen, J. H. K., Sridhar, S., To, K. K. W., Chan, J. F. W., Hung, I. F. N., Ho, P. L. & Yuen, K. Y. (2020). The role of community-wide wearing of face mask for control of coronavirus disease 2019 (COVID-19) epidemic due to SARS-CoV-2. *Journal of Infection*, *81*(1), 107–114. https://doi.org/10.1016/j.jinf.2020.04.024

Clemmensen, C., Petersen, M. B. & Sørensen, T. I. A. (2020). Will the COVID-19 pandemic worsen the obesity epidemic? *Nature Reviews Endocrinology*, *16*(9), 469–470. https://doi.org/10.1038/s41574-020-0387-z

Cochrane Deutschland Stiftung, Institut für Evidenz in der Medizin, Institut für Medizinische Biometrie und Statistik, Freiburg, Arbeitsgemeinschaft der Wissenschaftlichen Medizinischen Fachgesellschaften – Institut für Medizinisches Wissensmanagement, Ärztliches Zentrum für Qualität in der Medizin. Manual Systematische Recherche für Evidenzsynthesen und Leitlinien. 2.1 Auflage (14.12.2020). Verfügbar: Cochrane Deutschland: https://www.cochrane.de/de/literaturrecherche; AWMF: https://www.awmf.org/leitlinien/awmf-regelwerk/ll-entwicklung.html; ÄZQ: https://www.aezq.de/aezq/publikationen/azq-partner#literaturrecherche. DOI: 10.6094/UNIFR/174468

Cohen, S., Alper, C. M., Doyle, W. J., Treanor, J. J. & Turner, R. B. (2006). Positive Emotional Style Predicts Resistance to Illness After Experimental Exposure to Rhinovirus or Influenza A Virus. *Psychosomatic Medicine*, *68*(6), 809–815. https://doi.org/10.1097/01.psy.0000245867.92364.3c

Corman, V. M., Landt, O., Kaiser, M., Molenkamp, R., Meijer, A., Chu, D. K., Bleicker, T., Brünink, S., Schneider, J., Schmidt, M. L., Mulders, D. G., Haagmans, B. L., van der Veer, B., van den Brink, S., Wijsman, L., Goderski, G., Romette, J. L., Ellis, J., Zambon, M., . . . Drosten, C. (2020). Detection of 2019 novel coronavirus (2019-nCoV) by real-time RT-PCR. *Eurosurveillance*, *25*(3), 2000045. https://doi.org/10.2807/1560-7917.es.2020.25.3.2000045

Cummings, M. J., Baldwin, M. R., Abrams, D., Jacobson, S. D., Meyer, B. J., Balough, E. M., Aaron, J. G., Claassen, J., Rabbani, L. R. E., Hastie, J., Hochman, B. R., Salazar-Schicchi, J., Yip, N. H., Brodie, D. & O'Donnell, M. R. (2020). Epidemiology, clinical course, and outcomes of critically ill adults with COVID-19 in New York City: a prospective cohort study. *The Lancet, 395*(10239), 1763–1770. https://doi.org/10.1016/s0140-6736(20)31189-2

D' Acquisto, F. (2017). Affective immunology: where emotions and the immune response converge. *Psychoneuroimmunology, 19*(1), 9–19. https://doi.org/10.31887/dcns.2017.19.1/fdacquisto

Delgado-Roche, L. & Mesta, F. (2020). Oxidative Stress as Key Player in Severe Acute Respiratory Syndrome Coronavirus (SARS-CoV) Infection. *Archives of Medical Research, 51*(5), 384–387. https://doi.org/10.1016/j.arcmed.2020.04.019

Demongeot, J., Hazgui, H., Ben Amor, H. & Waku, J. (2014). Stability, Complexity and Robustness in Population Dynamics. *Acta Biotheoretica, 62*(3), 243–284. https://doi.org/10.1007/s10441-014-9229-5

Deutsche Gesellschaft für Krankenhaushygiene e. V. (2021, 31. März). *FFP2-Maskenpflicht in Berlin gefährdet mehr als dass sie nützt.* Stellungnahme der DGKH. https://www.krankenhaushygiene.de/pdfdata/presse/2021_03_31_FFP2-Masken-Berlin.pdf

Deutsches Netzwerk Evidenzbasierte Medizin e. V. (2020, 13. Oktober). *COVID-19: Wo ist die Evidenz?* EbM-Netzwerk. https://www.ebm-netzwerk.de/de/veroeffentlichungen/covid-19

Dhabhar, F. S. (2018). The short-term stress response – Mother nature's mechanism for enhancing protection and performance under conditions of threat, challenge, and opportunity. *Frontiers in Neuroendocrinology, 49*, 175–192. https://doi.org/10.1016/j.yfrne.2018.03.004

Dinnes, J., Deeks, J. J., Berhane, S., Taylor, M., Adriano, A., Davenport, C., Dittrich, S., Emperador, D., Takwoingi, Y., Cunningham, J., Beese, S., Domen, J., Dretzke, J., Ferrante di Ruffano, L., Harris, I. M., Price, M. J., Taylor-Phillips, S., Hooft, L., Leeflang, M. M., . . . Van den Bruel, A. (2021). Rapid, point-of-care antigen and molecular-based tests for diagnosis of SARS-CoV-2 infection. *Cochrane Database of Systematic Reviews, CD013705*(3), 1–412. https://doi.org/10.1002/14651858.cd013705.pub2

DIVI-Intensivregister. (2021, 21. Mai). *Anzahl gemeldeter intensivmedizinisch behandelter COVID-19-Fälle*. https://www.intensivregister.de/#/aktuelle-lage/zeitreihen

Egger, J. W. (2005). Das biopsychosoziale Krankheitsmodell – Grundzüge eines wissenschaftlich begründeten ganzheitlichen Verständnisses von Krankheit. *Psychologische Medizin*, *2*(16), 3–12. http://www.bpsmed.net/_data/doc/literature/1Egger_bpsMod05.pdf

Egger, J. W. (2017). *Theorie und Praxis der biopsychosozialen Medizin: Körper-Seele-Einheit und sprechende Medizin* (1. Aufl.). Facultas.

Emerman, M. & Malik, H. S. (2010). Paleovirology—Modern Consequences of Ancient Viruses. *PLoS Biology*, *8*(2), e1000301. https://doi.org/10.1371/journal.pbio.1000301

Engel, G. (1977). The need for a new medical model: a challenge for biomedicine. *Science*, *196*(4286), 129–136. https://doi.org/10.1126/science.847460

Ettel, A. (2021, 26. Juli). Helios-Health-Chef De Meo: „Endlich aufhören, nur über die Inzidenzen zu diskutieren". DIE WELT. https://www.welt.de/wirtschaft/plus232729333/Helios-Health-Chef-De-Meo-Endlich-aufhoeren-nur-ueber-die-Inzidenzen-zu-diskutieren.html

FOCUS Online. (2021, 9. Juli). *RKI-Chef Wieler: FFP2-Masken schützen nicht besser als OP-Masken*. https://www.focus.de/gesundheit/coronavirus/schuld-ist-die-benutzung-rki-chef-wieler-ffp2-masken-schuetzen-nicht-besser-als-op-masken_id_13479629.html

FragDenStaat. (2021, 14. April). *offener Brief; Stöhr und Krüger*. https://fragdenstaat.de/anfrage/offener-brief-stohr-und-kruger/

Frampton, D., Rampling, T., Cross, A., Bailey, H., Heaney, J., Byott, M., Scott, R., Sconza, R., Price, J., Margaritis, M., Bergstrom, M., Spyer, M. J., Miralhes, P. B., Grant, P., Kirk, S., Valerio, C., Mangera, Z., Prabhahar, T., Moreno-Cuesta, J., . . . Nastouli, E. (2021). Genomic characteristics and clinical effect of the emergent SARS-CoV-2 B.1.1.7 lineage in London, UK: a whole-genome sequencing and hospital-based cohort study. *The Lancet Infectious Diseases*, 1–11. https://doi.org/10.1016/s1473-3099(21)00170-5

Franke, A., Antonovsky, A. & Schulte, N. (1997). *Salutogenese: Zur Entmystifizierung der Gesundheit (Forum für Verhaltenstherapie und psychosoziale Praxis)* (1. Aufl.). dgvt-Verlag.

Frey, D. & Schmalzried, L. (2013). Der Kritische Rationalismus. *Philosophie der Führung*, 257–286. https://doi.org/10.1007/978-3-642-34439-8_14

Funk, S., Salathé, M. & Jansen, V. A. A. (2010). Modelling the influence of human behaviour on the spread of infectious diseases: a review. *Journal of The Royal Society Interface*, *7*(50), 1247–1256. https://doi.org/10.1098/rsif.2010.0142

Geiselhart, K. (2020, Oktober). *Die politische Ökologie von Gesundheit. Zur Selbstreflexion der Kritik in der COVID- 19 Krise.* Arbeitskreis Medizinische Geographie und Geographische Gesundheitsforschung in der Deutschen Gesellschaft für Geographie (DGfG). https://wp.medgeo.de/wp-content/uploads/2020/10/COVID19-Zaesur_Beitrag_Geiselhart.pdf

Gasmi, A., Tippairote, T., Mujawdiya, P. K., Peana, M., Menzel, A., Dadar, M., Gasmi Benahmed, A. & Bjørklund, G. (2020). Micronutrients as immunomodulatory tools for COVID-19 management. Clinical Immunology, 220, 108545. https://doi.org/10.1016/j.clim.2020.108545

Gellman, M. D. & Turner, J. R. (2013). Engel, George. *Encyclopedia of Behavioral Medicine. Springer, New York*, 700–701. https://doi.org/10.1007/978-1-4419-1005-9_1714

Goddemeier, C. (2019). Aaron Antonovsky: Vater der Salutogenese. *Deutsches Ärzteblatt*, *PP*(18), 366. https://www.aerzteblatt.de/archiv/209251/Aaron-Antonovsky-Vater-der-Salutogenese

Gold, M. S., Sehayek, D., Gabrielli, S., Zhang, X., McCusker, C. & Ben-Shoshan, M. (2020). COVID-19 and comorbidities: a systematic review and meta-analysis. *Postgraduate Medicine*, *132*(8), 749–755. https://doi.org/10.1080/00325481.2020.1786964

Goldstein, D. S. (2010). Adrenal Responses to Stress. *Cellular and Molecular Neurobiology*, *30*(8), 1433–1440. https://doi.org/10.1007/s10571-010-9606-9

Gomes, R. L. E., Faria, L. L., Holzmann, H. A., Fujiwara, N. K. F., Ando, S. M., Sawamura, M. V. Y., Leite, C. C. & Cerri, G. G. (2020). Fighting the invisible enemy: providing support and structure to radiology resident during the COVID-19 pandemic. *Radiologia Brasileira, 53*(6), 397–400. https://doi.org/10.1590/0100-3984.2020.0067

Goodman, A. (1991). Organic unity theory: the mind-body problem revisited. *American Journal of Psychiatry, 148*(5), 553–563. https://doi.org/10.1176/ajp.148.5.553

Graham, M. S., Sudre, C. H., May, A., Antonelli, M., Murray, B., Versavsky, T., Kläser, K., Canas, L. S., Molteni, E., Modat, M., Drew, D. A., Nguyen, L. H., Polidori, L., Selvachandran, S., Hu, C., Capdevila, J., Hammers, P., Chan, A. T., Wolf, J., . . . Ourselin, S. (2021). Changes in symptomatology, reinfection, and transmissibility associated with the SARS-CoV-2 variant B.1.1.7: an ecological study. *The Lancet Public Health*, 1–11. https://doi.org/10.1016/S2468-2667(21)00055-4

Hamer, M., Kivimäki, M., Gale, C. R. & Batty, G. D. (2020). Lifestyle risk factors, inflammatory mechanisms, and COVID-19 hospitalization: A community-based cohort study of 387,109 adults in UK. *Brain, Behavior, and Immunity, 87*, 184–187. https://doi.org/10.1016/j.bbi.2020.05.059

Henry, R. (2020). Etymologia: Coronavirus. *Emerging Infectious Diseases, 26*(5), 1027. https://doi.org/10.3201/eid2605.et2605

Ioannidis, J. P. A. (2020a). Infection fatality rate of COVID-19 inferred from seroprevalence data. *Bulletin of the World Health Organization, 99*(1), 19–33. https://doi.org/10.2471/blt.20.265892

Ioannidis, J. P. A. (2020b, März 24). In the coronavirus pandemic, we're making decisions without reliable data. STAT. https://www.statnews.com/2020/03/17/a-fiasco-in-the-making-as-the-coronavirus-pandemic-takes-hold-we-are-making-decisions-without-reliable-data/

Ioannidis, J. P. A. (2021). Reconciling estimates of global spread and infection fatality rates of COVID-19: An overview of systematic evaluations. *European Journal of Clinical Investigation, 00*(e13554), 1–13. https://doi.org/10.1111/eci.13554

Jaehn, P., Holmberg, C., Uhlenbrock, G., Pohl, A., Finkenzeller, T., Pawlik, M. T., Quack, I., Ernstberger, A., Rockmann, F. & Schreyer, A. G. (2021). Differential trends of admissions in accident and emergency departments during the COVID-19 pandemic in Germany. *BMC Emergency Medicine, 21*(1), 1–10. https://doi.org/10.1186/s12873-021-00436-0

Jung, F., Krieger, V., Hufert, F. T. & Küpper, J.-H. (2020a). How we should respond to the Coronavirus SARS-CoV-2 outbreak: A German perspective. *Clinical Hemorheology and Microcirculation, 74*(4), 363–372. https://doi.org/10.3233/ch-209004

Jung, S., Kneer, J. & Krüger, T. H. C. (2020b). Mental Health, Sense of Coherence, and Interpersonal Violence during the COVID-19 Pandemic Lockdown in Germany. *Journal of Clinical Medicine, 9*(11), 3708. https://doi.org/10.3390/jcm9113708

Kampf, G. & Kulldorff, M. (2021). Calling for benefit–risk evaluations of COVID-19 control measures. *The Lancet, 397*, 576–577. https://doi.org/10.1016/S0140-6736(21)00193-8

Katsoulis, M., Pasea, L., Lai, A., Dobson, R., Denaxas, S., Hemingway, H. & Banerjee, A. (2021). Obesity during the COVID-19 pandemic: both cause of high risk and potential effect of lockdown? A population-based electronic health record study. *Public Health, 191*, 41–47. https://doi.org/10.1016/j.puhe.2020.12.003

Kauermann, G., Küchenhoff, H. & Berger, U. (2021). CODAG Bericht Nr. 16 28.05.2021. COVID-19 Data Analysis Group Ludwigs-Maximilians-Universität (LMU), 16, 1–21. https://www.covid19.statistik.uni-muenchen.de/pdfs/codag_bericht_16.pdf

Keilmann, S. (2021, 15. April). *Kritik an Infektionsschutzgesetz: „Wir setzen falsche Prioritäten"*. tagesschau.de. https://www.tagesschau.de/inland/gesellschaft/infektionsschutzgesetz-111.html

Kisielinski, K., Giboni, P., Prescher, A., Klosterhalfen, B., Graessel, D., Funken, S., Kempski, O. & Hirsch, O. (2021). Is a Mask That Covers the Mouth and Nose Free from Undesirable Side Effects in Everyday Use and Free of Potential Hazards? *International Journal of Environmental Research and Public Health, 18*(8), 4344. https://doi.org/10.3390/ijerph18084344

Klement, R. J. (2020). Systems Thinking About SARS-CoV-2. *Frontiers in Public Health, 8*, 1–6. https://doi.org/10.3389/fpubh.2020.585229

Knoll, N., Scholz, U. & Rieckmann, N. (2017). *Einführung Gesundheitspsychologie: Mit einem Vorwort von Ralf Schwarzer, Mit 26 Abb., 5 Tabellen und 52 Fragen zum Lernstoff (PsychoMed compact, Band 2650)* (4. überarb. Aufl.). UTB GmbH.

Ko, J. Y., Danielson, M. L., Town, M., Derado, G., Greenlund, K. J., Kirley, P. D., Alden, N. B., Yousey-Hindes, K., Anderson, E. J., Ryan, P. A., Kim, S., Lynfield, R., Torres, S. M., Barney, G. R., Bennett, N. M., Sutton, M., Talbot, H. K., Hill, M., Hall, A. J., . . . George, A. (2020). Risk Factors for Coronavirus Disease 2019 (COVID-19)–Associated Hospitalization: COVID-19–Associated Hospitalization Surveillance Network and Behavioral Risk Factor Surveillance System. *Clinical Infectious Diseases*, 1–31. https://doi.org/10.1093/cid/ciaa1419

Kopp, W. (2019). How Western Diet And Lifestyle Drive The Pandemic Of Obesity And Civilization Diseases. *Diabetes, Metabolic Syndrome and Obesity: Targets and Therapy, Volume 12*, 2221–2236. https://doi.org/10.2147/dmso.s216791

Lange, K. W. & Nakamura, Y. (2020). Lifestyle factors in the prevention of COVID-19. *Global Health Journal, 4*(4), 146–152. https://doi.org/10.1016/j.glohj.2020.11.002

Leonardi, M., Lee, H., van der Veen, S., Maribo, T., Cuenot, M., Simon, L., Paltamaa, J., Maart, S., Tucker, C., Besstrashnova, Y., Shosmin, A., Cid, D., Almborg, A.-H., Anttila, H., Yamada, S., Frattura, L., Zavaroni, C., Zhuoying, Q., Martinuzzi, A., . . . de Camargo, O. K. (2020). Avoiding the Banality of Evil in Times of COVID-19: Thinking Differently with a Biopsychosocial Perspective for Future Health and Social Policies Development. *SN Comprehensive Clinical Medicine, 2*(10), 1758–1760. https://doi.org/10.1007/s42399-020-00486-8

Li, Y., Liang, M., Gao, L., Ayaz Ahmed, M., Uy, J. P., Cheng, C., Zhou, Q. & Sun, C. (2020). Face masks to prevent transmission of COVID-19: A systematic review and meta-analysis. *American Journal of Infection Control*, 1–7. https://doi.org/10.1016/j.ajic.2020.12.007

Liang, M., Gao, L., Cheng, C., Zhou, Q., Uy, J. P., Heiner, K. & Sun, C. (2020). Efficacy of face mask in preventing respiratory virus transmission: A systematic review and meta-analysis. *Travel Medicine and Infectious Disease*, *36*, 101751. https://doi.org/10.1016/j.tmaid.2020.101751

Lopez-Leon, S., Wegman-Ostrosky, T., Perelman, C., Sepulveda, R., Rebolledo, P. A., Cuapio, A. & Villapol, S. (2021). More than 50 Long-term effects of COVID-19: a systematic review and meta-analysis. *medRxiv [Preprint]*, *2021.01.27.21250617*, 1–22. https://doi.org/10.1101/2021.01.27.21250617

Lundstrom, K., Seyran, M., Pizzol, D., Adadi, P., Mohamed Abd El-Aziz, T., Hassan, S. S., Soares, A., Kandimalla, R., Tambuwala, M. M., Aljabali, A. A. A., Kumar Azad, G., Pal Choudhury, P., Uversky, V. N., Sherchan, S. P., Uhal, B. D., Rezaei, N. & Brufsky, A. M. (2020). The Importance of Research on the Origin of SARS-CoV-2. *Viruses*, *12*(11), 1203. https://doi.org/10.3390/v12111203

Matuschek, C., Moll, F., Fangerau, H., Fischer, J. C., Zänker, K., van Griensven, M., Schneider, M., Kindgen-Milles, D., Knoefel, W. T., Lichtenberg, A., Tamaskovics, B., Djiepmo-Njanang, F. J., Budach, W., Corradini, S., Häussinger, D., Feldt, T., Jensen, B., Pelka, R., Orth, K., . . . Haussmann, J. (2020). Face masks: benefits and risks during the COVID-19 crisis. *European Journal of Medical Research*, *25*(1), 1–8. https://doi.org/10.1186/s40001-020-00430-5

Mehmood, N., Nadir, M. & Hamza, M. (2018). Assessing the extent of utilization of biopsychosocial model in doctor–patient interaction in public sector hospitals of a developing country. *Indian Journal of Psychiatry*, *60*(1), 103. https://doi.org/10.4103/psychiatry.indianjpsychiatry_153_17

Milne, L. D. (1999). *Social Therapy: A Guide to Social Support Interventions for Mental Health Practitioners*. John Wiley & Sons.

Mitze, T., Kosfeld, R., Rode, J. & Wälde, K. (2020). Face masks considerably reduce COVID-19 cases in Germany. *Proceedings of the National Academy of Sciences*, *117*(51), 32293–32301. https://doi.org/10.1073/pnas.2015954117

Moradian, S., Bäuerle, A., Schweda, A., Musche, V., Kohler, H., Fink, M., Weismüller, B., Benecke, A. V., Dörrie, N., Skoda, E. M. & Teufel, M. (2021). Differences and similarities between the impact of the first and the second COVID-19-lockdown on mental health and safety behaviour in Germany. *Journal of Public Health*, fdab037. https://doi.org/10.1093/pubmed/fdab037

Musa, S. A., Sivaramakrishnan, A., Paget, S. & El-Mugamar, H. (2020). COVID-19: Defining an invisible enemy within healthcare and the community. *Infection Control & Hospital Epidemiology*, 1–2. https://doi.org/10.1017/ice.2020.283

N, M. (2020, 14. Juli). *Covid-19-Studie zu Herzerkrankungen: Fast jeder dritte Patient meidet die Notaufnahme*. Herzzentrum Leipzig. https://www.helios-gesundheit.de/kliniken/leipzig-herzzentrum/unser-haus/aktuelles/detail/news/covid-19-studie-zu-herzerkrankungen-fast-jeder-dritte-patient-meidet-notaufnahme/

Nabert, A. (2021, 7. Februar). *Interner E-Mail-Verkehr: Innenministerium spannte Wissenschaftler ein*. DIE WELT. https://www.welt.de/politik/deutschland/article225864597/Interner-E-Mail-Verkehr-Innenministerium-spannte-Wissenschaftler-ein.html

Nanda, A., Hung, I., Kwong, A., Man, V. C., Roy, P., Davies, L. & Douek, M. (2021). Efficacy of surgical masks or cloth masks in the prevention of viral transmission: Systematic review, meta-analysis, and proposal for future trial. *Journal of Evidence-Based Medicine*, 1–15. https://doi.org/10.1111/jebm.12424

Naumova, E. N. (2020). The traps of calling the public health response to COVID-19 "an unexpected war against an invisible enemy". *Journal of Public Health Policy, 41*(3), 233–237. https://doi.org/10.1057/s41271-020-00237-y

Oestreicher, C. (2007). A history of chaos theory. *Chronobiology in Psychiatry, 9*(3), 279–289. https://doi.org/10.31887/dcns.2007.9.3/coestreicher

Onder, G., Rezza, G. & Brusaferro, S. (2020). Case-Fatality Rate and Characteristics of Patients Dying in Relation to COVID-19 in Italy. *JAMA, 323*(18), 1775–1776. https://doi.org/10.1001/jama.2020.4683

Oran, D. P. & Topol, E. J. (2021). The Proportion of SARS-CoV-2 Infections That Are Asymptomatic. *Annals of Internal Medicine, 22*, M20-6976. https://doi.org/10.7326/m20-6976

Otte, R. (2001). *Thure von Uexküll: Von der Psychosomatik zur Integrierten Medizin*. Vandenhoeck & Ruprecht.

Papadimitriou, G. (2017). The „Biopsychosocial Model“: 40 years of application in Psychiatry. *Psychiatriki, 28*(2), 107–110. https://doi.org/10.22365/jpsych.2017.282.107

Pauls, H. (2013). Das biopsychosoziale Modell – Herkunft und Aktualität. *Resonanzen, 1*(1), 15–31. https://www.resonanzen-journal.org/index.php/resonanzen/article/view/191

Pereira, M., Dantas Damascena, A., Galvão Azevedo, L. M., de Almeida Oliveira, T. & da Mota Santana, J. (2020). Vitamin D deficiency aggravates COVID-19: systematic review and meta-analysis. *Critical Reviews in Food Science and Nutrition*, 1–9. https://doi.org/10.1080/10408398.2020.1841090

Peters, A., Rospleszcz, S., Greiser, K. H., Dallavalle, M. & Berger, K. (2020). The Impact of the COVID-19 Pandemic on Self-Reported Health. *Deutsches Aerzteblatt Online, 117*(50), 861–867. https://doi.org/10.3238/arztebl.2020.0861

Popper, K. R. & Eccles, J. C. (1989). *Das Ich und sein Gehirn* (13. Aufl.). Piper Taschenbuch.

Prousa, D. (2020). Studie zu psychischen und psychovegetativen Beschwerden mit den aktuellen Mund-Nasenschutz-Verordnungen. *PsychArchives*, 1–23. https://doi.org/10.23668/PSYCHARCHIVES.3135

Quaas, W. (1994). Arbeitswissenschaftlich orientierte Gesundheitsförderung in der Arbeit – konzeptionelle Aspekte und empirische Grundlagen. In P. Richter & B. Bergmann (Hrsg.), *Die Handlungsregulationstheorie. Von der Praxis einer Theorie* (1. Aufl., S. 175–197). Hogrefe Verlag.

Robert Koch-Institut. (2020a, Juli 29). *Coronavirus SARS-CoV-2 – Informationen und Hilfestellungen für Personen mit einem höheren Risiko für einen schweren COVID-19-Krankheitsverlauf.* https://www.rki.de/DE/Content/InfAZ/N/Neuartiges_Coronavirus/Risikogruppen.html

Robert Koch-Institut. (2020b, September 28). *RKI – Coronavirus SARS-CoV-2 – Wirksamkeit nicht-pharmazeutischer Interventionen bei der Kontrolle der COVID-19-Pandemie.* https://www.rki.de/DE/Content/InfAZ/N/Neuartiges_Coronavirus/Projekte_RKI/Wirksamkeit_NPIs.html

Robert Koch-Institut. (2021a, Februar 17). *RKI – Navigation – Was ist beim Tragen einer Mund-Nasen-Bedeckung bzw. eines Mund-Nasen-Schutzes („OP-Maske") in der Öffentlichkeit zu beachten?* https://www.rki.de/SharedDocs/FAQ/NCOV2019/FAQ_Mund_Nasen_Schutz.html

Robert Koch-Institut. (2021b, März 5). *Coronavirus SARS-CoV-2 – Todesfälle nach Sterbedatum (5.3.2021).* https://www.rki.de/DE/Content/InfAZ/N/Neuartiges_Coronavirus/Projekte_RKI/COVID-19_Todesfaelle.html

Robert Koch-Institut. (2021c, Juli 14). *RKI – Coronavirus SARS-CoV-2 – Erfassung der SARS-CoV-2-Testzahlen in Deutschland.* https://www.rki.de/DE/Content/InfAZ/N/Neuartiges_Coronavirus/Testzahl.html

Robert Koch-Institut. (2021d, März 31). Bericht zu Virusvarianten von SARS-CoV-2 in Deutschland, insbesondere zur Variant of Concern (VOC) B.1.1.7. https://www.rki.de/DE/Content/InfAZ/N/Neuartiges_Coronavirus/DESH/Bericht_VOC_2021-03-31.pdf?__blob=publicationFile

Robert Koch-Institut. (2021e, April 14). *Coronavirus SARS-CoV-2 – COVID-19: Fallzahlen in Deutschland und weltweit.* https://www.rki.de/DE/Content/InfAZ/N/Neuartiges_Coronavirus/Fallzahlen.html

Robert Koch-Institut. (2021f, April 14). *Täglicher Lagebericht des RKI zur Coronavirus-Krankheit-2019 (COVID-19).* https://www.rki.de/DE/Content/InfAZ/N/Neuartiges_Coronavirus/Situationsberichte/Feb_2021/2021-02-16-de.pdf?__blob=publicationFile

Robert Koch-Institut. (2021g, April 19). *Epidemiologischer Steckbrief zu SARS-CoV-2 und COVID-19.* https://www.rki.de/DE/Content/InfAZ/N/Neuartiges_Coronavirus/Steckbrief

Roth, J., Qiang, X., Marbán, S. L., Redelt, H. & Lowell, B. C. (2004). The Obesity Pandemic: Where Have We Been and Where Are We Going? *Obesity Research*, *12*(S11), 88S-101S. https://doi.org/10.1038/oby.2004.273

Rothe, J., Buse, J., Uhlmann, A., Bluschke, A. & Roessner, V. (2021). Changes in emotions and worries during the Covid-19 pandemic: an online-survey with children and adults with and without mental health conditions. *Child and Adolescent Psychiatry and Mental Health, 15*(11), 1–9. https://doi.org/10.1186/s13034-021-00363-9

Roy, S. (2021). Physicians' Dilemma of False-Positive RT-PCR for COVID-19: a Case Report. *SN Comprehensive Clinical Medicine, 3*(1), 255–258. https://doi.org/10.1007/s42399-020-00655-9

Sahin, O., Salim, H., Suprun, E., Richards, R., MacAskill, S., Heilgeist, S., Rutherford, S., Stewart, R. A. & Beal, C. D. (2020). Developing a Preliminary Causal Loop Diagram for Understanding the Wicked Complexity of the COVID-19 Pandemic. *Systems, 8*(2), 20. https://doi.org/10.3390/systems8020020

Salvucci, E. (2012). Selfishness, warfare, and economics; or integration, cooperation, and biology. *Frontiers in Cellular and Infection Microbiology, 2*, 54. https://doi.org/10.3389/fcimb.2012.00054

Savvides, C. & Siegel, R. (2020). Asymptomatic and presymptomatic transmission of SARS-CoV-2: A systematic review. *medRxiv*, 1–27. https://doi.org/10.1101/2020.06.11.20129072

Schiele, K. (2021, 20. Februar). Corona-Mythen: Starkes Immunsystem genügt nicht. tagesschau.de. https://www.tagesschau.de/faktenfinder/immunsystem-covid-19-101.html

Schilling, J., Lehfeld, A. S., Schumacher, D., Buda, S. & Haas, W. (2020). Krankheitsschwere der ersten COVID-19-Welle in Deutschland basierend auf den Meldungen gemäß Infektionsschutzgesetz. *Journal of Health Monitoring, S11*, 1–20. https://doi.org/10.25646/7169

Schmiedel, V. (2020). „Die Mikrobe ist nichts, das Milieu ist alles!“ *Erfahrungsheilkunde, 69*(04), 193. https://doi.org/10.1055/a-1158-4256

Schnuriger, A., Perrier, M., Marinho, V., Michel, Y., Saloum, K., Boukli, N., Lambert-Niclot, S., Amiel, C., Fofana, D. B., Gozlan, J. & Morand-Joubert, L. (2021). Caution in interpretation of SARS-CoV-2 quantification based on RT-PCR cycle threshold value. *Diagnostic Microbiology and Infectious Disease, 100*(3), 115366. https://doi.org/10.1016/j.diagmicrobio.2021.115366

Schrappe, M., François-Kettner, H., Gruhl, M., Hart, D., Knieps, F., Knipp-Selke, A., Manow, P., Pfaff, H., Püschel, K. & Glaeske, G. (2021, 16. Mai). *Die Pandemie durch SARS-CoV-2/CoViD-19 – Zur intensivmedizinischen Versorgung in der SARS-2/CoViD-19-Epidemie –*. Prof. Dr. med. Matthias Schrappe. http://www.matthias.schrappe.com/index_htm_files/thesenpapier_adhoc3_210516_endfass.pdf

Schulze-Röbbecke, R., Reska, M. & Lemmen, S. (2020). Welche Schutzmaske schützt vor COVID-19? Was ist evidenzbasiert? *Krankenhaushygiene up2date*, *15*(02), 123–132. https://doi.org/10.1055/a-1133-2046

Schwinger, M., Trautner, M., Kärchner, H. & Otterpohl, N. (2020). Psychological Impact of Corona Lockdown in Germany: Changes in Need Satisfaction, Well-Being, Anxiety, and Depression. *International Journal of Environmental Research and Public Health*, *17*(23), 9083. https://doi.org/10.3390/ijerph17239083

Sellers, S. A., Hagan, R. S., Hayden, F. G. & Fischer, W. A. (2017). The hidden burden of influenza: A review of the extra-pulmonary complications of influenza infection. *Influenza and Other Respiratory Viruses*, *11*(5), 372–393. https://doi.org/10.1111/irv.12470

Selye, H. (1936). A Syndrome produced by Diverse Nocuous Agents. *Nature*, *138*(3479), 32. https://doi.org/10.1038/138032a0

Shaw, D. M. (2020). Invisible Enemies: Coronavirus and Other Hidden Threats. *Journal of Bioethical Inquiry*, *17*(4), 531–534. https://doi.org/10.1007/s11673-020-10015-w

Sikter, A., Rihmer, Z. & Guevara, R. (2017). New aspects in the pathomechanism of diseases of civilization, particularly psychosomatic disorders. Part 2. Chronic hypocapnia and hypercapnia in the medical practice. *Hungarian Association of Psychopharmacology*, *19*(3), 159–169. https://mppt.hu/magazin/pdf/xix-evfolyam-3-szam/sikter_honlapra.pdf

Slagman, A., Behringer, W., Greiner, F., Klein, M., Weismann, D., Erdmann, B., Pigorsch, M. & Möckel, M. (2020). Medical Emergencies During the COVID-19 Pandemic. *Deutsches Aerzteblatt Online*, *117*, 545–552. https://doi.org/10.3238/arztebl.2020.0545

Slifka, M. K. & Gao, L. (2020). Is presymptomatic spread a major contributor to COVID-19 transmission? *Nature Medicine, 26*(10), 1531–1533. https://doi.org/10.1038/s41591-020-1046-6

Sniehotta, F. F., Araújo-Soares, V., Brown, J., Kelly, M. P., Michie, S. & West, R. (2017). Complex systems and individual-level approaches to population health: a false dichotomy? *The Lancet Public Health, 2*(9), e396–e397. https://doi.org/10.1016/s2468-2667(17)30167-6

Stang, A., Robers, J., Schonert, B., Jöckel, K. H., Spelsberg, A., Keil, U. & Cullen, P. (2021). The performance of the SARS-CoV-2 RT-PCR test as a tool for detecting SARS-CoV-2 infection in the population. *Journal of Infection*. Published. https://doi.org/10.1016/j.jinf.2021.05.022

Streeck, H., Schulte, B., Kümmerer, B. M., Richter, E., Höller, T., Fuhrmann, C., Bartok, E., Dolscheid-Pommerich, R., Berger, M., Wessendorf, L., Eschbach-Bludau, M., Kellings, A., Schwaiger, A., Coenen, M., Hoffmann, P., Stoffel-Wagner, B., Nöthen, M. M., Eis-Hübinger, A. M., Exner, M., . . . Hartmann, G. (2020). Infection fatality rate of SARS-CoV2 in a super-spreading event in Germany. *Nature Communications, 11*(1), 5829. https://doi.org/10.1038/s41467-020-19509-y

Sudre, C. H., Murray, B., Varsavsky, T., Graham, M. S., Penfold, R. S., Bowyer, R. C., Pujol, J. C., Klaser, K., Antonelli, M., Canas, L. S., Molteni, E., Modat, M., Jorge Cardoso, M., May, A., Ganesh, S., Davies, R., Nguyen, L. H., Drew, D. A., Astley, C. M., . . . Steves, C. J. (2021). Attributes and predictors of long COVID. Nature Medicine, 27(4), 626–631. https://doi.org/10.1038/s41591-021-01292-y

Sykes, D. L., Holdsworth, L., Jawad, N., Gunasekera, P., Morice, A. H. & Crooks, M. G. (2021). Post-COVID-19 Symptom Burden: What is Long-COVID and How Should We Manage It? *Lung, 199*(2), 113–119. https://doi.org/10.1007/s00408-021-00423-z

Taukeni, S. G. (2020). Biopsychosocial Model of Health. *Psychology and Psychiatry, 4*, 1. https://www.researchgate.net/profile/Simon-Taukeni/publication/344844447_Biopsychosocial_Model_of_Health/links/5f930a94458515b7cf971932/Biopsychosocial-Model-of-Health.pdf

Uexküll, T. & Wesiack, W. (2011). Integrierte Medizin als Gesamtkonzept der Heilkunde: ein bio-psycho-soziales Modell. *Uexküll, Psychosomatische Medizin*, 3–40. https://doi.org/10.1016/b978-3-437-21831-6.10001-2

Vainshelboim, B. (2021). Facemasks in the COVID-19 era: A health hypothesis. *Medical Hypotheses*, *146*, 110411. https://doi.org/10.1016/j.mehy.2020.110411

Vanherwegen, A. S., Gysemans, C. & Mathieu, C. (2017). Regulation of Immune Function by Vitamin D and Its Use in Diseases of Immunity. *Endocrinology and Metabolism Clinics of North America*, *46*(4), 1061–1094. https://doi.org/10.1016/j.ecl.2017.07.010

Verwaltungsgericht Berlin. (2020, 14. September). *RKI-Lageberichte: Bürger können keine Änderungen beanspruchen (Nr. 45/2020) – Berlin.de.* https://www.berlin.de/gerichte/verwaltungsgericht/presse/pressemitteilungen/2020/pressemitteilung.990514.php

Vinkers, C. H., van Amelsvoort, T., Bisson, J. I., Branchi, I., Cryan, J. F., Domschke, K., Howes, O. D., Manchia, M., Pinto, L., de Quervain, D., Schmidt, M. V. & van der Wee, N. J. A. (2020). Stress resilience during the coronavirus pandemic. *European Neuropsychopharmacology*, *35*, 12–16. https://doi.org/10.1016/j.euroneuro.2020.05.003

von Bertalanffy, L. (1950). The Theory of Open Systems in Physics and Biology. *Science*, *111*(2872), 23–29. https://doi.org/10.1126/science.111.2872.23

Wade, D. T. & Halligan, P. W. (2017). The biopsychosocial model of illness: a model whose time has come. Clinical Rehabilitation, 31(8), 995–1004. https://doi.org/10.1177/0269215517709890

Walker, P. G. T., Whittaker, C., Watson, O. J., Baguelin, M., Winskill, P., Hamlet, A., Djafaara, B. A., Cucunubá, Z., Olivera Mesa, D., Green, W., Thompson, H., Nayagam, S., Ainslie, K. E. C., Bhatia, S., Bhatt, S., Boonyasiri, A., Boyd, O., Brazeau, N. F., Cattarino, L., . . . Ghani, A. C. (2020). The impact of COVID-19 and strategies for mitigation and suppression in low- and middle-income countries. *Science*, eabc0035. https://doi.org/10.1126/science.abc0035

Weltgesundheitsorganisation. (2020). *Pandemie der Coronavirus-Krankheit (COVID-19)*. WHO Regionalbüro für Europa. https://www.euro.who.int/de/health-topics/health-emergencies/coronavirus-covid-19/novel-coronavirus-2019-ncov

Weltgesundheitsorganisation. (2021, 20. Januar). *WHO Information Notice for IVD Users 2020/05*. https://www.who.int/news/item/20-01-2021-who-information-notice-for-ivd-users-2020-05

Wieland, T. (2020). A phenomenological approach to assessing the effectiveness of COVID-19 related nonpharmaceutical interventions in Germany. *Safety Science*, *131*, 104924. https://doi.org/10.1016/j.ssci.2020.104924

Xiao, A. T., Tong, Y. X., Gao, C., Zhu, L., Zhang, Y. J. & Zhang, S. (2020). Dynamic profile of RT-PCR findings from 301 COVID-19 patients in Wuhan, China: A descriptive study. *Journal of Clinical Virology*, *127*, 104346. https://doi.org/10.1016/j.jcv.2020.104346

Yang, J., Zheng, Y., Gou, X., Pu, K., Chen, Z., Guo, Q., Ji, R., Wang, H., Wang, Y. & Zhou, Y. (2020). Prevalence of comorbidities and its effects in patients infected with SARS-CoV-2: a systematic review and meta-analysis. *International Journal of Infectious Diseases*, *94*, 91–95. https://doi.org/10.1016/j.ijid.2020.03.017

Yisak, H., Ewunetei, A., Kefale, B., Mamuye, M., Teshome, F., Ambaw, B. & Yideg Yitbarek, G. (2021). Effects of Vitamin D on COVID-19 Infection and Prognosis: A Systematic Review. *Risk Management and Healthcare Policy*, *Volume 14*, 31–38. https://doi.org/10.2147/rmhp.s291584

ZEIT ONLINE. (2020, 2. September). Bundesgesundheitsminister schließt zweiten Lockdown aus. https://www.zeit.de/zustimmung?url=https%3A%2F%2Fwww.zeit.de%2Fpolitik%2Fdeutschland%2F2020-09%2Fcorona-beschraenkungen-jens-spahn-massnahmen-verbesserung

Zhang, W., Cheng, W., Luo, L., Ma, Y., Xu, C., Qin, P. & Zhang, Z. (2020). Secondary Transmission of Coronavirus Disease from Presymptomatic Persons, China. *Emerging Infectious Diseases*, *26*(8), 1924–1926. https://doi.org/10.3201/eid2608.201142

Zhou, R., Li, F., Chen, F., Liu, H., Zheng, J., Lei, C. & Wu, X. (2020). Viral dynamics in asymptomatic patients with COVID-19. *International Journal of Infectious Diseases*, *96*, 288–290. https://doi.org/10.1016/j.ijid.2020.05.030

Zhou, Y., Yang, Q., Chi, J., Dong, B., Lv, W., Shen, L. & Wang, Y. (2020). Comorbidities and the risk of severe or fatal outcomes associated with coronavirus disease 2019: A systematic review and meta-analysis. *International Journal of Infectious Diseases*, *99*, 47–56. https://doi.org/10.1016/j.ijid.2020.07.029